Dr. med. M. O. Bruker/Ilse Gutjahr
Candida albicans

Aus der Sprechstunde Band 25

Dr. M. O. Bruker/Ilse Gutjahr

Candida albicans
Pilze, Mykosen, Bakterien

Mythen und Fakten

> *Die Natur hat uns zwar viele Kenntnisse versagt, sie läßt uns über so manches in einer unvermeidlichen Unwissenheit, aber den Irrtum verursacht sie doch nicht. Zu diesem verleitet uns unser eigener Hang, zu urteilen und zu entscheiden auch da, wo wir wegen unserer Begrenztheit zu urteilen und zu entscheiden nicht vermögend sind.*
>
> KANT

Gedruckt auf umweltfreundlich hergestelltem Papier (chlor- und säurefrei gebleicht)

ISBN 3-89189-069-9
3. Auflage 2001
© 1997 by emu-Verlags-GmbH, Lahnstein
Alle Rechte, auch die des auszugsweisen Nachdrucks, der fotomechanischen Wiedergabe und der Übersetzung vorbehalten.
Umschlaggestaltung: Martin Gutjahr
Zeichnungen: Wolfgang Makosch
Gesamtherstellung: Kösel, Kempten

Inhaltsverzeichnis

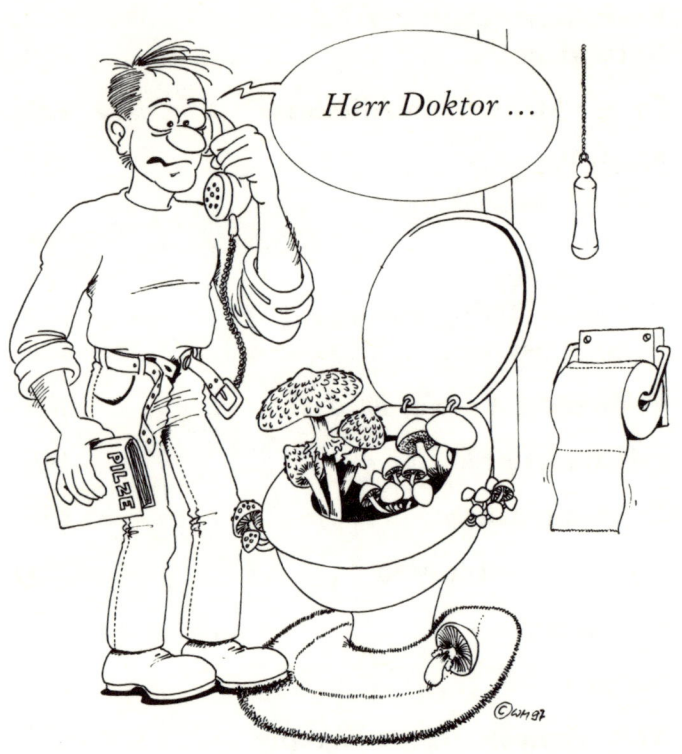

Es gibt nur eine Heilkraft, und das ist die Natur; in Salben und Pillen steckt keine. Höchstens können sie der Heilkraft der Natur einen Wink geben, wo etwas für sie zu tun ist.

SCHOPENHAUER

*O, Gesundheit, du bist das kostbarste
aller Kleinodien – freilich nur, wenn man
bei guter Gesundheit ist. Und wem hat
man dieses höchste aller Güter zu dan-
ken? Solange man es besitzt: dem König
der Könige; wenn man es aber verliert
und nachher wiedergewinnt: den Jüngern
Äskulaps, mit Gottes Hilfe.
Es steht geschrieben, daß wir diesen Ach-
tung erweisen sollen, und solches wollen
wir auch tun, zumindest insofern sie dessen würdig sind, denn die Kurpfuscher
und Quacksalber meint die Heilige
Schrift gewiß nicht, wenn sie uns ein-
schärft: „Honora Medicum“, was soviel
heißt, als „Ehret den Arzt“.*

ABRAHAM A SANCTA CLARA
(1644–1709)

Einleitung

Abraham a Sancta Clara gilt als der volkstümlichste und sprachgewaltigste Prediger des 17. Jahrhunderts. Als Kanzelredner und Schriftsteller ließ er es an unerschrockenen und beißenden Bemerkungen über die damals üblichen Sitten (besonders am kaiserlichen Hof) nicht fehlen. So nannte er während einer Predigt das Hofleben „...ein Spital der gekränkten Hoffnungen, ein Element des Neides, ein Stammhaus des Betruges, ein Vaterland der Laster."

Witzig, schlagfertig, fromm und gescheit war er. Und Ärzte und Quacksalber nennt er beinahe in einem Atemzug: „Es gibt auch viele Pfuscher unter denen, die sich stolz Doktoren nennen. Aus lauter Unverstand machen sie aus einem kleinen Schaden einen großen und gehen mit dem Messer um wie der Gärtner mit der Buchsbaumschere – immer flott drauflosgeschnitten. Die Narren glauben vielleicht, daß dem Menschen die Glieder genauso nachwachsen wie dem Krebs die Scheren. Wenn die Patienten trotzdem nicht schlecht von ihnen reden, so hat das seinen guten Grund: Der Totengräber hat ihnen den Mund schon mit Erde verstopft. Dergleichen Stümper sind noch mehr zu fürchten als jene Banditen, welche den braven Mann auf der Reise nach Jericho überfielen; denn diese haben den armen Tropf nur halb umgebracht, die Nichtskönner aber bringen ihn ganz unter den Rasen."

Enthält Abraham a Sancta Claras harte Kritik nicht mehr als ein Körnchen Wahrheit? Was würde er sagen, käme er heute noch einmal zu Wort? Wäre er milder gestimmt? Hat sich der medizinische Fortschritt nur zum Guten entwickelt?

Immer wieder möchten wir betonen, daß wir hier nicht den einzelnen Arzt kritisieren wollen, sondern die nicht ausreichende Ausbildung der Ärzte in Krankheitsursachen. Es ist schon fast peinlich, daß wir auf diesen Mißstand immer wieder hinweisen müssen. So wissen zum Beispiel die meisten Menschen nicht, daß zahlreiche Krankheiten durch chronischen Vitalstoffmangel der heutigen Zivilisationskost verursacht sind. Da das Wissen um diese Zusammenhänge auch den meisten Ärzten fehlt, kommt es oft zu grotesken Fehldiagnosen und merkwürdigen Erklärungen der Krankheitsentstehung. 133 Milliarden Mark Kosten fallen jährlich in der Bundesrepublik für ernährungsbedingte Zivilisationskrankheiten an. Grundlegende Änderungen zur Eindämmung dieser Kostenlawine sind nicht sichtbar, denn die eigentlichen Krankheitsursachen werden nach wie vor nicht genannt oder nur am Rande erwähnt. Ihre weitgreifende Bedeutung ist daher nicht bekannt.

Zur Zeit sind Pilzerkrankungen die große Mode. Candida albicans steht derzeit an der Spitze der Fehldiagnosen und Fehlbeurteilungen. Es vergeht kein Tag, an dem nicht ein Patient schriftlich oder telefonisch bei mir (Dr. M. O. Bruker) um Rat fragt. Hier eine der Anfragen, wie sie üblich sind und für viele stehen:

„Mein Arzt hat festgestellt, daß ich Pilze im Darm habe."
„Die hat ja jeder gesunde Mensch. Was haben Sie denn in Wirklichkeit?"
„Candida albicans."
„Die hat ja auch jeder Mensch. Wäre sie nicht vorhanden, müßten Sie sich Sorgen machen."
„Ja, aber ich habe besonders viel."
„Was haben Sie denn für Beschwerden?"
„Meine Darmflora ist kaputt."
„Moment mal, das hat der Arzt Ihnen vielleicht

so gesagt. Aber weshalb sind Sie denn zum Arzt gegangen?"

„Eigentlich habe ich ja keine Beschwerden. Aber ich hatte immer so Blähungen."

Den weiteren Verlauf des Gesprächs wollen wir hier nicht darstellen. Wenn es um „Pilze im Darm" geht, stimmen fast alle Aussagen überein. Man kann von einer regelrechten „Pilz-Hysterie" und einem „Darmpilzrummel" sprechen. Das Deutsche Ärzteblatt (3, 17. 1. 97) berichtet: „Auf der 30. Tagung der Deutsch-sprachigen Mykologischen Gesellschaft in Kiel nannte Prof. Wolfgang Stille (Frankfurt/Main) dieses Phänomen ‚Pilzwahn' und führte es auf trivial-medizinische Bücher aus den USA zurück, die die Existenz eines Candida-Syndroms proklamieren. Diese nicht beweisbare These veranlaßte Alternativmediziner und Heilpraktiker, in großem Umfang Darmsanierungen durchzuführen. Seriöse Ärzte sollten nach Stille ihre Patienten aber nicht durch fragwürdige Pilzdiäten oder Nystatinkuren belästigen."

Der Darmpilzrummel setzt einen aufwendigen Mechanismus in Gang: Mikrobiologische Institute untersuchen die eingeschickten Kotproben, oft mehrfach. Sogenannte Anti-Pilz-

14

diäten, kostspielige Colon-Hydro-Therapien, langwierige und teure Medikationen bis hin zu Nystatin, einem Antimykotikum, folgen.

Der Patient ist der Leidtragende, denn er findet sich nicht mehr zurecht.

Medizin ein Viertel, gesunder Menschenverstand drei Viertel!

AUS INDIEN

Ein guter Arzt rettet, wenn nicht immer von der Krankheit, so doch von einem schlechten Arzte.

JEAN PAUL

Pilze im Darm –
nur eine Modekrankheit?

Unter dieser Überschrift diskutierten zwei Experten Pro und Contra. Die Zeitschrift „Gesundes Leben" veröffentlichte im Dezember 1996 die gegensätzlichen Antworten von Prof. W. Rösch, Frankfurt, und Dr. R. Kunze, Berlin. Hier in Kurzform deren Aussagen:

Gibt es überhaupt echte Candidosen der Darmschleimhaut?

Prof. W. Rösch: Sie stellt eine absolute Rarität dar. Candida kann nicht auf dem *Zylinderepithel** wachsen.

Dr. R. Kunze: Candida kann auf dem Zylinderepithel wachsen.

---

* Epithelgewebe; Zellverband, der innere oder äußere Körperoberflächen bedeckt.

Kann Candida bei weitgehend immunkompetenten (?) ambulanten Patienten Beschwerden verursachen?

Prof. W. Rösch: Candida albicans ist Bestandteil der passageren oder der kommensalen* intestinalen** Mikroflora. Das „Candida-Hypersensitivitätssyndrom", wonach fast alle Befindlichkeitsstörungen auf eine Candida-Besiedlung im Gastrointestinaltrakt zurückzuführen sind, gibt es nicht.

Dr. R. Kunze: Eine Candidabesiedlung des Gastrointestinaltraktes kann bedeutsam sein, wenn das Immunsystem kurzzeitig geschwächt oder mit anderen Aufgaben beschäftigt ist. Über eine Beeinflussung von Immunbotschaften kann der Keim Befindlichkeitsstörungen verursachen.

---

* Kommensalismus = Zusammenleben zweier Lebewesen ohne gegenseitigen Nutzen oder Schaden
** intestinal = den Darmkanal betreffend

Wie sind mykologische Stuhluntersuchungen einzuschätzen?

Prof. W. Rösch: Bei 30 bis 80 Prozent der gesunden Bevölkerung läßt sich Candida im Stuhl nachweisen ... ohne daß Beschwerden vorliegen. Der Nachweis von Candida im Stuhl hat daher keine therapeutische und prognostische Relevanz. Stuhluntersuchungen auf Pilze sind nicht sinnvoll.

Dr. R. Kunze: Der Nachweis einer hohen Keimzahl von Candida im Stuhl hat dann Relevanz, wenn er im Kontext zum Leiden des Patienten, der Anamnese und zu anderen Befunden gesehen wird. Bei entsprechenden Verdachtsmomenten empfiehlt es sich, eine quantitative und qualitative Stuhluntersuchung mit Artdifferenzierung durchzuführen.

Wann ist eine antimykotische Therapie indiziert?

Prof. W. Rösch: Es gibt keinen Grund, Candida aus dem Darm zu eradizieren (mit der Wurzel auszurotten Anm. d. Verf.). Eine Eradikation ist sowieso nicht möglich, denn eine antimykotische Therapie, etwa mit Nystatin, führt nur zu einer kurzfristigen Keimminderung. Auch eine Anti-Pilzdiät führt nicht zum Verschwinden von Candida im Stuhl.

Dr. R. Kunze: Eine antimykotische *Therapie* ist berechtigt, wenn eine hohe Keimzahl im Stuhl mit einer klinischen Symptomatik und/oder einer individuellen, vor allem immunologischen Prädisposition* des Patienten einhergeht. Die orale Einnahme von Nystatin sollte allerdings von einer probiotischen Immuntherapie (mikrobiologische Therapie) oder anderen adjuvanten** Therapien begleitet werden.

* Zustand, der eine Krankheit begünstigt
** unterstützenden

Diagnose „Candida albicans"

Wem soll der unbedarfte Leser nun Glauben schenken? Fühlt er sich nicht wohl, kann der Arzt jedoch „nichts feststellen", macht er sich selbst sachkundig. Er gerät dabei oft genug in einen Teufelskreis, wenn er auf Informationen stößt, die ihn in seinen Empfindungen bestärken, etwa Literatur mit der Schlagzeile „Ich fühle mich krank, bin aber eigentlich gesund" oder „Pilze im Darm – die neue Massenkrankheit", „Pilznester im Darm – eine Geißel der Menschheit" u. a. So kann man in derartigen Veröffentlichungen lesen, daß folgende Beschwerden vermutlich alle durch Candida albicans verursacht seien:

- Jucken an Augen oder Nase
- Verstopfung
- Durchfall
- Blähungen
- Mißmutigkeit
- Gedächtnisstörungen
- Juckreiz am After
- Schleimhautentzündungen im Nasen- und Rachenraum

- Sehstörungen, doppeltes Sehen
- Hautausschläge
- Belegte Zunge
- Allergische Reaktionen
- Nahrungsmittelunverträglichkeiten
- Empfindlichkeit gegen Haushaltschemikalien
- Starke Müdigkeit
- Erschöpfung
- Unkonzentriertheit
- Vergeßlichkeit
- Schlafstörungen
- Kurzatmigkeit
- Muskelzittern
- Flirren vor den Augen
- Ohrentzündungen
- muffiger Körpergeruch
- Prostataentzündungen
- Druckgefühl am Herzen
- Chronisches Hüsteln oder Husten
- Gelenkbeschwerden
- Rheuma
- Arthritis
- Gicht
- Blasenentzündungen
- Unreine Haut
- Sinkende Libido
- Engegefühl in der Brust

- Atemnot
- Zungenbrennen
- Muskelschmerzen
- Migräne
- Kopfschmerzen
- schlechtes psychisches Befinden
- Blähbauch
- Schuppenflechte
- Neurodermitis
- Heißhunger
- Übergewicht
- ständige Erkältungen
- fettige Haare
- Mundgeruch
- Magenschmerzen
- Einrisse in den Mundwinkeln
- Fußpilz
- Zahnfleischentzündungen
- Entzündungen der Mundhöhle
- Windeldermatitis beim Säugling
- Juckreiz an den Schamlippen
- Starker Scheidenausfluß
- Häufige Blasenentzündungen
- Häufiger Harndrang, verbunden mit dem Gefühl, die Blase nicht ganz entleeren zu können
- Unterleibskrämpfe
- Übersäuerung u. a. m.

In unverantwortlicher Weise deuten Autoren diese und ähnliche Beschwerden als Candidiasis. Candida, so heißt es, verbreite sich „systemisch" (über das System der Lymph- und Blutwege) im ganzen Körper!

Wenn dem so wäre, dürfte man keine Sekunde zögern, da die Gefahr einer Sepsis (Blutvergiftung) bestünde. Man müßte *sofort* eine Krankenhauseinweisung für den Betroffenen veranlassen und *sofort* Breitbandantimykotika verabreichen.

Gewaltige Wortgeschütze werden von Verfassern diverser Mykose-Schriften aufgefahren, zum Beispiel: „Schwere Immundefekte", „80 Prozent aller Frauen befallen, besonders im Genitalbereich", „Der Pilz greift wie entfesselt um sich", „Candida – die neue Massenkrankheit", „Organbefall durch Pilze", „Jährlich 8000 bis 10 000 Todesfälle durch Mykosen", „Säuferleber (durch Pilze) ohne einen Tropfen Alkohol", „Gefahren für das Immunsystem durch Pilze", „Ein Kuß reicht manchmal schon aus für eine Ansteckung", „Haustiere als Infektionsquelle" usw. usw.

Kein Wunder – auf Grund derartiger unverantwortlicher Horrormeldungen gerät der Patient und oft genug auch der Noch-Gesunde in Panik. Er rennt von einem Arzt und/oder

Heilpraktiker zum anderen. Gerät er an jemanden, der die Candida-Welle mitmacht, bleibt er in der wenig erfolgreichen Symptombehandlung stecken und läuft Gefahr, zum Hypochonder zu werden.

Da klingen die rauhen Worte im SPIEGEL 26/1996 zu diesem Thema erfrischend nüchtern und klärend: „Der Mythos vom heimtückischen Hefepilz geht um. An der erfundenen Epidemie verdienen Labors und Heilkundler." Mit spitzer Feder kommentierte DER SPIEGEL die neue „Volksseuche", die in der einschlägigen Literatur pauschal als „zivilisationsbedingt" bezeichnet wird.

Natürlich gibt es inzwischen auch eine Selbsthilfegruppe „Candida". In den vergangenen zwölf Monaten – so DER SPIEGEL – seien dort aus ganz Europa 4328 Anfragen zum Thema Pilzerkrankungen eingegangen. „Candida" empfiehlt den Anfragenden selbstverständlich, ihren Kot bei mikrobiologischen Labors untersuchen zu lassen. Die Adressen werden genannt. „Effektiv" sei eine mehrmalige „Colon-Hydro-Therapie", bei der für etwa 140 Mark pro Sitzung die (vermeintlichen) „Pilznester" aus dem Dickdarm herausgespült werden. In der Regel werden sechs bis zehn Anwendungen empfohlen, um den „gewünsch-

ten Erfolg" zu haben. „Ein Abzocken sonder-
gleichen" sei da in Gang gekommen, zitiert
DER SPIEGEL einen Freiburger Hygiene-
Professor. „Frustrierte Therapeuten" griffen
bei unklarer Symptomatik zur Pilzdiagnose,
„weil man das den Patienten so schön sagen
kann".

Läßt sich die Krankheit nicht kurieren,
muß man sie eben mit Hoffnung
schmieren.
Die Kranken sind wie Schwamm und
Zunder;
ein neuer Arzt tut immer Wunder.

GOETHE

Candida albicans, Pilze, Mykosen, Bakterien – was steckt dahinter?

Candida albicans haben wir im Buchtitel an erster Stelle genannt, weil angeblich zur Zeit fast alle Patienten daran „leiden". Sie „leiden" daran zwar nicht, aber es wird ihnen immer öfter diese falsche Diagnose gestellt.

Um zu verstehen, wie es dazu kommt, müssen wir mehr über Bazillen, Mikroorganismen und all die kleinen Urtierchen wissen, mit denen wir in Gemeinschaft leben.

Bakterien

Beginnen wir mit den Bakterien (griech.: bakterion = Stäbchen, Stöckchen). Was sind Bakterien? So bezeichnet man eine große Gruppe einzelliger Mikroorganismen, die keinen echten Zellkern besitzen und zu den Prokaryonten gerechnet werden. Unter Prokaryonten versteht man Organismen ohne abgegrenzten Zellkern. Das Zellinnere weist nur eine geringe Differenzierung auf, das Kernmaterial bildet einen feinfibrillären Körper von unregelmäßi-

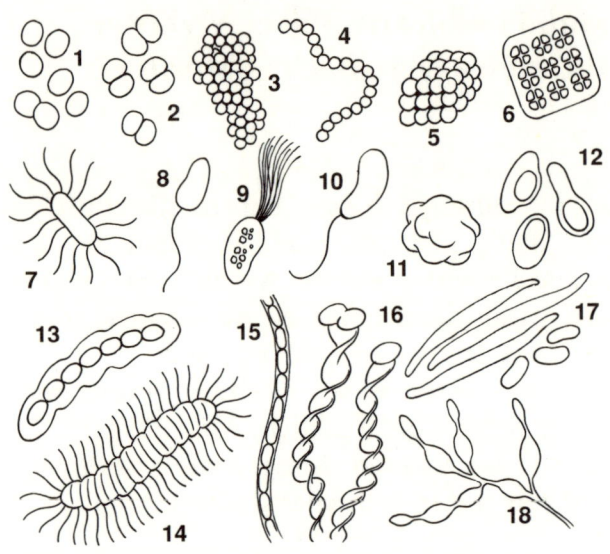

Bakterien. **1** Micrococcus (2 μm), **2** Diplococcus (1 μm),
3 Staphylococcus (2 μm), **4** Streptococcus (1 μm), **5** Sarcina
(2 μm), **6** Lampropedia (1 μm; Zellen in Gallerttafel), **7** Prote-
us (0,8 × 3 μm; peritrich begeißelt.) **8** Pseudomonas
(1 × 2 μm; polar begeißelt), **9** Chromatium (2 × 6 μm; mit
Schwefelkörnchen und polarem Geißelschopf), **10** Vibrio
(0,5 × 2,5 μm; nierenförmig, polar begeißelt), **11** Nitrosolo-
bus (Einzelzelle), **12** Bacilus (verschiedene Formen, mit
Endosporen), **13** Bacillus megaterium (1,5 × 3 μm; mit
Schleimkapsel), **14** Caryophanon (Zellfaden, über 2 μm dick,
peritrich begeißelt), **15** Sphaerotilus (1 × 4 μm; fadenförmig,
mit Schleimscheide), **16** Gallionella (0,5 × 1,5 μm; Zellen auf
bandförmigen, spiralig gedrehten Schleimstielen), **17** Cystob-
acter (0,8 × 7 μm; mit 0,5 × 2,5 μm großen Myxosporen),
18 Rhodomicrobium (1 × 2,5 μm; bildet Stolonen)

Nach Vorlage Meyers Großes Taschenlexikon

ger Gestalt. Die erste mikroskopische Darstellung der Bakterien gelang 1676 dem Holländer Antoni von Leeuwenhoek (s. S. 42).

Die Grundformen der Bakterien sind Kugeln (Kokken), Stäbchen (Bacillen, Pseudomonaden) oder gekrümmte Stäbchen (Spirillen, Vibrionen), und Schrauben mit Zellmembran, Zytoplasma, Zytoplasmamembran und Kernäquivalenten; zum Teil Geißeln und Kapseln mit autotrophem (von anorganischen Stoffen ernährend) oder heterotrophem (von organischen Stoffen ernährend), aerobem (Sauerstoff zum Leben brauchend) oder anaerobem (ohne Sauerstoff lebend) Stoffwechsel.

Je nach Bakterienart beträgt der Durchmesser 0,4–20,7 μm und die Länge bis zu 5 μm. Sie vermehren sich in der Regel durch Zweiteilung (Querteilung), zum Teil auch durch Sporenbildung. Die dafür benötigte Zeit liegt zwischen 10 Minuten und mehreren Stunden.

Ein Austausch genetischer Information ist möglich, und zwar entweder durch direkte Genübertragung (Konjugation), durch Aufnahme freigesetzter DNS* (Transformation) oder durch Übertragung von Bakteriengenen mit Hilfe von Bakteriophagen (Transduktion).

---

* (*Desoxyribonukleinsäure* = Bestandteil des Zellkerns)

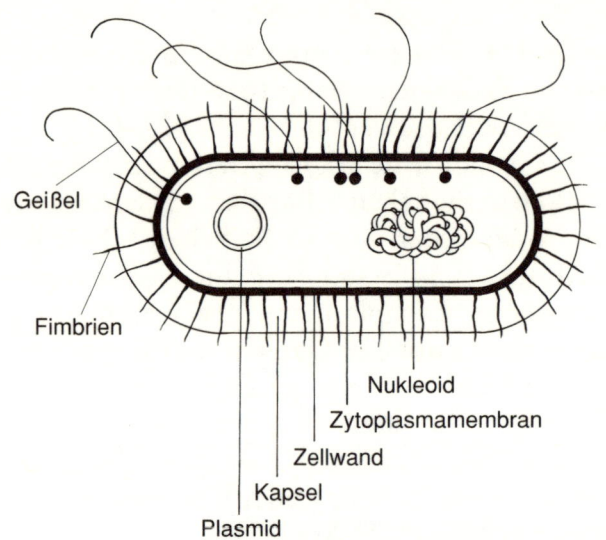

Geißel

Fimbrien

Nukleoid

Zytoplasmamembran

Zellwand

Kapsel

Plasmid

Bakterien: Schema des Aufbaus von Stäbchenbakterien
Nach Vorlage Pschyrembel 1994

Die Systematik kennt bisher rund 2500 Bakterienarten. Die wichtigsten Gruppen sind:
Milchsäurebakterien, Enterobakterien, Pseudomonaden, Spirillen und sporenbildende Bazillen (Vibrionen), phototrope (zum Licht wen-
dende) Bakterien, Spirochäten, ferner die als
intrazelluläre (innerhalb der Zelle liegend)
Parasiten mit zum Teil stark reduziertem Stoffwechsel fungierenden Gruppen der Mykoplas-
men (zellwandlose, nur von einer Zytoplasmamembran umgebene) und Rickettsien (Gattung

unbeweglicher aerober Stäbchen- oder Kugel-
bakterien, benannt nach dem Entdecker
Ricketts, 1871–1910).

Bakterien bewohnen in unermeßlich großer
Zahl Boden, Gewässer und Luft. Sie sind
lebensnotwendige Symbionten bei Mensch,
Tier und Pflanze. Der Magen-Darm-Kanal des
Menschen beherbergt etwa 10^{14} Mikroorganis-
men.

Hülsenfrüchte werden zum Beispiel oft zur
Gründüngung angebaut, weil sie über Knöll-
chenbakterien, die in Symbiose mit den Wurzeln dieser Pflanzen leben, den Luft-Stickstoff
binden können.

In der Natur spielen Bakterien auch eine
wichtige Rolle im Energieumsatz, zum Beispiel
bei der Humusbildung. Von Bedeutung sind sie
außerdem noch für die Herstellung von Le-
bensmitteln (Sauerkraut, Käse, Sauermilch
u. a.).

Das Temperatur-Optimum der meisten Bakterien liegt zwischen 20–45°C. Kälte tötet sie
selten ab, schränkt aber das Wachstum ein
(Vorteil bei der Tiefkühlkost). Reinkulturen
sind tiefgefroren jahrelang lebensfähig.

Natürlich können Bakterien auch als Erreger
von Krankheiten für Menschen, Tiere und
Pflanzen gefährlich werden. Denken wir nur an

31

Pest, Cholera, Pocken, Typhus, Tuberkulose, Diphtherie. Viele Krankheitserreger gehören zu den Staphylo- und Streptokokken (Staphylo = Traube; Strepto = Kette). Salmonellen können Lebensmittelvergiftungen hervorrufen, Typhus und Parathyphus. Selbst die zur normalen Darmflora gehörenden Bakterien können außerhalb des Darms krankheitserregend wirken.

Die Entdeckung der Antibiotika war ein großer Fortschritt, um bei gefährlichen Erkrankungen hilfreich eingreifen zu können. Die heute übliche viel zu häufige, unnötige und leichtfertige Verabreichung bei banalen Infekten stellt sich jedoch in zunehmendem Maße als verantwortungslos heraus. Viele Bakterien sind dadurch bereits gegenüber Antibiotika resistent. Einige bilden widerstandsfähige Dauerzellen.

Bakterienflora

Darunter versteht man die natürliche Bakterienbesiedlung der Körperoberfläche (also der Haut), bestimmter Körperhöhlen (z. B. Mundhöhle, Nasen-Rachen-Raum), des Dickdarms der Vagina (Scheide). Sie haben Schutz- und

Barrierefunktion. Unter bestimmten Voraussetzungen können Mikroorganismen dieser Normalflora die Ansiedlung bzw. Vermehrung pathogener (krankheitserregender) Keime begünstigen.

Viren
(der bzw. das Virus; lat.: virus = Schleim, Gift)

Unter dieser Bezeichnung versteht man Krankheitserreger, die bakteriendichte Filter passieren. Sie haben keinen eigenen Stoffwechsel. Für ihre Vermehrung sind sie ganz auf chemische Bausteine, Energie und Enzyme lebender Zellen angewiesen (Wirtszellen). Viren sind immer dann infektiös für jeweils bestimmte Zellen, wenn ein geeigneter Mechanismus besteht, die Viren (Gene) durch die Zellmembran einzuschleusen und in Proteine umzusetzen. Sie sind nicht als primitive Organismen, sondern eher als „außer Kontrolle geratene Gene" aufzufassen.

Die meisten Viren sind stäbchenförmig oder kugelig. Sie bestehen im wesentlichen aus Nucleinsäure, die von einer Proteinhülle umgeben ist. Bei einer Infektion gelangt entweder nur die Nucleinsäure oder meistens das intakte Viruspartikel in die Zelle, in der dann die Nucleinsäure freigegeben wird.

Man kennt heute rund 1500 Viren. Sie wurden erst 1892 von dem russischen Forscher Prof. D. I. Iwanowski (1864–1920) entdeckt. Er zeigte auf, daß die Säfte kranker Pflanzen auch dann noch ansteckend wirkten, als man sie durch Filter goß, die alle gewöhnlichen Bakterien zurückhielten. Ein derartiger Saft wurde ursprünglich als Virus bezeichnet, wenn er Krankheitserreger enthielt, die viel kleiner sind als Bakterien. Für lange Zeit blieb die Frage nach der biologischen Natur dieser unfiltrierbaren Erreger ungeklärt. Erst die Entdeckung der Bakteriophagen (Viren, die sich in Bakterien vermehren) durch D'Herelle (1917) brachte neue Erkenntnisse. Der Aufbau der Viren und die Vorgänge bei ihrer Vermehrung wurden erst ab 1930 allmählich aufgeklärt. Erst 1935 gelang es, das von Iwanowski entdeckte Virus zu kristallisieren.

Pilze
(lat.: fungi, griech.: mykes)

Bis heute sind mehr als 100000 Pilzarten beschrieben worden. Schätzungen gehen davon aus, daß es mehr als eine viertel Million gibt. Pilze sind eukaryontische*, wenig differenzierte Lebewesen, die sich durch Sporen oder auch durch Sprossung vermehren. Die einzelligen, durch Sprossung sich fortpflanzenden Pilze werden häufig als Hefen zusammengefaßt.

Pilze leben saprophil, das heißt auf, in oder von zerfallenden, faulenden Stoffen; als Saprophyten kommen Pilze in und auf abgestorbenen Substraten vor, z. B. in und auf krautigen Pflanzenresten und auf (in) Holz.

Pilze leben parasitär – also schmarotzerhaft; und sie leben symbiontisch – darunter versteht man das Zusammenleben ungleicher Lebewesen zu gegenseitigem Nutzen.

Viele Pilze und pilzähnliche Organismen leben als Parasiten und sind in dieser Eigenschaft häufig pathogen (krankheitserregend). Man kennt human- und tierpathogene Pilze. Aber auch Pflanzen können von Pilzen befallen werden, so daß es dann zu großen Schäden kommt durch Brand, Rost, Mehltau, Fäule usw. Wie Mensch und Tier haben auch die

---

* Eukaryont; Organismus, in welchem das genetische Material (Chromosomen) in einem Kern zusammengefaßt ist

Pflanzen natürliche Schutzmechanismen (Phytoalexine) gegen Pilzinfektionen.

Ähnlich den Pflanzen produzieren auch Pilze in ihrem Stoffwechsel oftmals Stoffe, die keine für uns erkennbare Funktion in ihrem Leben haben. Unter diesen zahlreichen Sekundärstoffen finden sich nicht nur Mykotoxine, d. h. Gifte, von denen nicht wenige als Carcinogene wirken, sondern auch nützliche Verbindungen, wie organische Säuren (Milchsäure, Oxalsäure, Zitronensäure, Gluconsäure u. a.) oder medizinisch-pharmazeutisch wichtige Stoffe wie Antibiotika. Es sei in Erinnerung gerufen, daß das Penicillin 1928 von A. Fleming aus dem Schimmelpilz Penicillium notatum gewonnen wurde.

Zu dem Verbrauch der eßbaren Speisepilze gesellt sich der allgemeine Nutzen aus der Lebensweise vieler Pilze, die zum Abbau organischer Stoffe und der Aufbereitung des Bodens beitragen und somit nützlich sind. In der Molekularbiologie, Genetik und Mutagenitätsprüfung sind Pilze und pilzähnliche Organismen unverzichtbar.

Seit Jahrtausenden nutzt man Hefen und Pilze bei der Herstellung von Brot (Sauerteig), alkoholischen Getränken (Wein, Bier), Käse, Sauerkraut, milchsaurem Gemüse u. a.

Mykosen

Mit Mykosen bezeichnet man in der Medizin Infektionskrankheiten, die durch Pilze hervorgerufen wurden.

Candida albicans
(lat.: candidus = glänzend weiß; albicare = weiß sein)

Candida ist ein Gattungsbegriff für Sproßpilze (Hefe). Die Candida-Gruppe umfaßt zahlreiche Arten, von denen nur ein geringer Teil medizinisch bedeutsam ist. Candida albicans gilt als wichtigste fakultativ pathogene Art.

Das Deutsche Ärzteblatt berichtete am 17. Januar 1997 (Heft 3): „Dr. Anna Sander (Freiburg) hat je 100 Stuhlproben von gesunden Erwachsenen und Patienten mit Diarrhöe (41 stationär, 59 ambulant) quantitativ mit der Methodik nach Müller mykologisch untersucht. Dabei zeigte sich, daß bei Patienten mit Diarrhöe und bei Gesunden Hefen mit gleicher Häufigkeit nachgewiesen wurden. **Die Folgerung ist, daß Hefen im Stuhl keine pathologische Bedeutung zukommt.**"

In Kultur vermehrt sich Candida albicans

durch Sprossung. Man setzt ihn dazu auf Agar-Agar bzw. Reis-Agarplatten an. In Gewebe-schnitten ist neben Sproßzellen und Pseudomyzel auch echtes Myzel (Geflecht der Pilze) zu beobachten. Candida albicans zählt zu den grampositiven Hefen. Letztere Bezeichnung ist auf den dänischen Bakteriologen und Pathologen M. C. J. Gram (1853–1938) zurückzuführen. Er entwickelte ein Differentialfärbe-Verfahren, nach dem Bakterienabstriche zunächst mit einer bestimmten Lösung (Karbol-Fuchsin-Lösung) gefärbt, danach mit Lugol-scher Lösung gebeizt (erfunden von dem französischen Arzt Lugol) und mit 96%igem Alkohol so lange entfärbt werden, bis keine Farbwolken mehr entstehen. Dann wird wieder einige Sekunden nachgefärbt, abgespült und getrocknet. Nach diesem Prozeß erscheint eine große Gruppe von Bakterien dunkelblau bis schwarz, z. B. Staphylokokken, Streptokokken, Milzbrand-, Starrkrampf-, Milchsäure-, Diphtherie-, Schweinerotlauf-, Heubakterien usw. Sie heißen grampositive Bakterien, weil sie den Karbol-Farbstoff fest binden. Er läßt sich durch Jod- oder Alkoholbehandlung nicht entfernen.

Eine andere Gruppe von Bakterien (z. B. Gonokokken, Meningokokken, Coli-, Typhus-, Ruhr- und Pestbakterien, Spirochäten usw.) erscheint am Schluß der Färbung rot. Sie heißen gramnegative Bakterien und geben den Farbstoff bei Jod- oder Alkoholbehandlung wieder ab.

Die Gram-Färbung ist nicht nur ein wichtiges systematisches Merkmal, sondern es lassen sich damit auch die unterschiedlichen Eigenschaften der beiden Bakteriengruppen aufzeigen.

„Die neue Gefahr für unser Wohlergehen ... besteht darin, daß wir zu einer Nation von gesunden Hypochondern werden, die nur zögernd leben und sich halb zu Tode sorgen."

LEWIS THOMAS

Bakterien machen Geschichte
Antoni van Leeuwenhoek (1632–1723)

Rund 2500 Bakterienarten kennt man laut Brockhaus bisher. Die ersten wurden 1676 von dem Holländer Antoni van Leeuwenhoek entdeckt. Damals – so berichtet der Autor Paul de Kruif in seinem spannenden Klassiker „Mikrobenjäger" – war das Forschen noch kein bürgerlicher Beruf, im Gegensatz zur heutigen Zeit. Heute glaubt man kaum etwas, was nicht auch erforscht und wissenschaftlich belegt ist. De Kruif: „Wenn damals ein Junge den Mumps überstanden hatte und den Vater fragte, woher der Mumps komme, antwortete dieser gewiß: ‚Der Mumps kommt von einem bösen Geist, genannt der Mumpsgeist, der von dem Kranken Besitz ergreift'. Diese Erklärung mochte den Jungen nicht überzeugen; aber er mußte tun, als glaube er daran und ja nicht noch einmal fragen; denn wagte er das öffentlich, so konnte ihm sein Unglauben eine tüchtige Maulschelle eintragen, vielleicht die Verstoßung aus dem väterlichen Hause: Der Vater war die Autorität."

So hat es also in der Welt ausgesehen, als Leeuwenhoek 1632 in Delft geboren wurde.

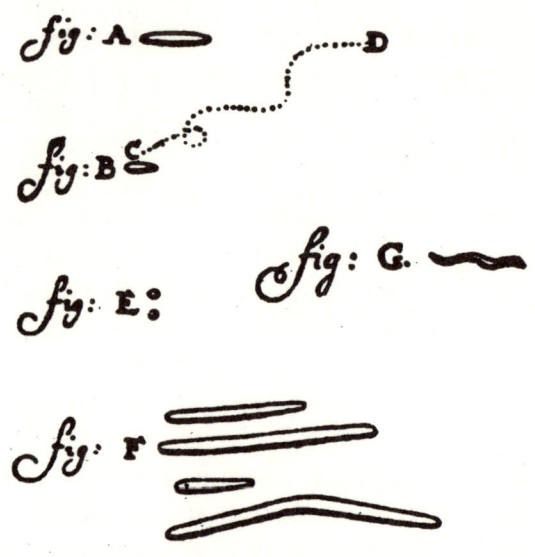

„Levende dierkens" aus der Mundhöhle (Speichel) des
Menschen. Die *erste* Zeichnung von Bakterien durch
Leeuwenhoek 1683

Sein Vater starb, als er noch ein Kind war. Seine
Mutter schickte ihn in eine Beamtenschule, die
er aber mit 16 Jahren verließ, um Lehrling bei
einem Krämer in Amsterdam zu werden. Mit
21 Jahren richtete er seinen eigenen Laden ein.
Von den nächsten zwanzig Jahren seines
Lebens ist nur wenig bekannt, außer seiner
wahren Leidenschaft, Gläser zu schleifen. Er
hatte gehört, daß man Dinge durch eine

42

geschliffene Linse viel größer als mit dem bloßen Auge sehen könne. Unberührt von dem Wissen der „Gebildeten" war er darauf angewiesen, sich auf seine eigenen Beobachtungen, seine Augen, seine Einfälle und sein Urteil zu verlassen. So forschte er Jahre im Verborgenen, ohne Publikum.

Das änderte sich, als er eines Tages unter seinen immer besser geschliffenen Linsen „ein Tröpfchen aus einem Topfe reinen Regenwassers besah". Da entdeckte er die „elenden Biestchen", wie er sie nannte. „Sie machen halt, sie stehen gleichsam auf einem Punkt, dann drehen sie sich mit einer Geschwindigkeit, wie wir sie an einem Kreisel sehen, und der Kreis, in dem sie sich bewegen, ist nicht größer als ein Sandkorn ... eine(r) unglaubliche(n) Menge kleiner Tiere der verschiedensten Art, die sich recht zierlich bewegen, hin- und hertummeln, vorwärts und zur Seite." Er untersuchte alles, was ihm unter die Linse kam – Speichel, Schleim, Kot, Sperma – und entdeckte eine faszinierende Menagerie. „Jedes dieser Tierchen ist tausendmal kleiner als das Auge einer erwachsenen Laus", staunte er.

Nach Jahren unermüdlichen Forschens teilte der ruhelose Denker seine Entdeckungen endlich der Royal Society in London mit.

Zunächst lächelte man über diesen skurrilen Eigenbrötler. Dann staunte man, letztendlich zeichnete man ihn mit hohen Ehren aus. Seinen Namen kannte man bald in ganz Europa. Niemand konnte so scharf geschliffene Linsen herstellen wie er. Peter der Große kam, ihn zu huldigen; die Königin von England reiste nach Delft, um durch seine Wundergläser schauen zu dürfen. Er wurde das berühmteste Mitglied der Royal Society und widerlegte in deren Dienst allerhand Aberglauben. Doch er blieb bescheiden und ließ sich durch kein Angebot den Kopf verdrehen. „Ein gesunder Instinkt lehrte ihn, daß die Wirklichkeit etwas unendlich Kompliziertes ist, und warnte ihn davor, aus den unzähligen Vorgängen, welche das Leben beeinflussen, einen herauszugreifen und ihn als Ursache hinzustellen" (de Kruif).

Der berühmte deutsche Philosoph Leibniz (1646–1716) schrieb eindringliche Zeilen an den niederländischen Wissenschaftler Leeuwenhoek: „Wenn Sie keinen Nachwuchs heranbilden, so wird die edle Kunst, so feine Gläser zu schleifen und diese neu entdeckten Geschöpfe zu studieren, von der Erde verschwinden."

Der Holländer antwortete: „Die Professoren und Studenten der Universität Leyden sind nun schon lange von meinen Entdeckungen ganz geblendet und haben drei Linsenschleifer angestellt, daß sie kommen und den Studierenden ihre Künste zeigen. Was ist dabei herausgekommen? Nichts, soweit ich urteilen kann. Denn alle ihre Kurse haben nur den Zweck, mit ihrem Wissen Geld zu verdienen oder den Respekt der Welt zu gewinnen, indem sie zeigen, wie gelehrt sie sind. Diese Zwecke haben aber gar nichts zu tun mit der Aufspürung der Dinge, die unseren Augen verborgen sind. Ich bin überzeugt, daß von tausend Menschen nicht einer imstande ist, solche Forschungen zu gutem Ende zu bringen; denn dazu gehört unendlich viel Zeit, viel Geld muß gewagt werden, und soll dabei etwas herauskommen, so muß der Mensch in einem fort die Sache im Kopfe haben...".

1723 starb der Entdecker der Mikroben im Alter von 91 Jahren. Erst als er auf dem Sterbebett lag, gab Leeuwenhoek das Geheimnis seiner Kunst preis. Er hat viele Nachfolger gehabt, die weitaus bekannter wurden als er. „Aber nicht einer von ihnen ist so grenzenlos ehrlich, so verblüffend exakt bei so dürftigen Hilfsmitteln gewesen wie dieser holländische Türhüter, und an treffsicherem, gesundem Menschenverstand hat ihn keiner erreicht."

Wir können die Natur nur dadurch beherrschen, daß wir uns ihren Gesetzen unterwerfen.

FRANCIS BACON

Verwechslung der Begriffe

Weise ich (Dr. M. O. Bruker) den besorgten Patienten, der mit dem Befund „Pilze im Darm" oder „Candidiasis" oder „Mykose" in die Beratung kommt, darauf hin, daß bei *jedem Menschen* Candida albicans vorhanden ist – auf der Haut, Schleimhaut, im Kot –, winkt er meistens beschwichtigend ab und argumentiert: „Ja, ja, ich weiß das. Aber bei mir ist ein *außergewöhnlich* starker Befall festgestellt worden. Und daher kommen meine Beschwerden." Oft genug hat dieser Patient gar keine Beschwerden gehabt, sondern es wurden im Rahmen einer heute in Mode gekommenen Routineuntersuchung „Pilze im Darm" festgestellt.

Kaum eine Arztpraxis verzichtet auf die „modern" gewordene Stuhluntersuchung. Das bringt natürlich nicht nur Geld – dem Arzt und vor allem den mikrobiologischen Instituten –, sondern auch den Eindruck, daß der Arzt sich um den Patienten besonders gründlich kümmert.

In jedem Stuhl findet man selbstverständlich Candida albicans, denn dieser Hefepilz ist ubiquitär (lat. ubique = überall, allgegenwärtig).

Er kommt also überall vor, nicht nur beim Kranken, sondern auch beim Gesunden. Er gehört zu den „natürlichen Bewohnern" des Darms. Und der „außergewöhnlich starke Befall"? Darauf muß gleich die Gegenfrage folgen: Was heißt außergewöhnlich? Welche wissenschaftlichen Untersuchungen liegen über den Krankheitswert der angeblich „übermäßig" vorkommenden Pilze vor?

Zahlreiche Patienten, bei denen sich im Stuhl das Mehrfache an Pilzen findet als bei anderen, haben keinerlei Beschwerden. Ein Beweis dafür, daß auch ein „übermäßiges" Vorkommen von Candida keinerlei pathogene (krankmachende) Bedeutung hat.

Wesentlich für die Erstellung einer exakten Diagnose ist ausschließlich das Befinden des Patienten, nicht der Laborbefund. Er kann allenfalls zur Bestätigung herangezogen werden. Es gilt die alte Medizinerregel: Ohne gründliche Anamnese keine genaue Diagnose. Das heißt, daß der Arzt im Gespräch die Lebensgeschichte des Patienten erfragen muß, den Beginn und Verlauf der Beschwerden. Wie sieht die Lebensführung des Betroffenen aus? Wie ernährt er sich? Welche Beziehung hat er zu seinen Mitmenschen? Ist er ängstlich oder weltoffen? Die übliche Kurzanamnese reicht für eine gründliche Behandlung und Beratung keineswegs aus.

Daran mag der Patient auch die Qualität seiner ärztlichen Betreuung messen. In jedem Fall kann die symptomatische Linderungsbehandlung nicht das Ziel sein, sondern allein eine ursächliche Heilbehandlung.

Mit der üblichen Labor-Diagnostik wird der Patient entmündigt, sprachlos gemacht und zum Hypochonder erzogen. Ivan Illich erzählte während eines Vortrags, er habe einen Freund gefragt, wie es ihm gehe. Der bat ihn, am nächsten Tag wieder anzurufen, aber erst nach 11 Uhr, wenn der Labortest von der Post geliefert worden sei. Besser kann die Entmündigung und Hilflosigkeit des Patienten, sein Ausgeliefertsein, nicht ausgedrückt werden. Aber sie macht auch deutlich, welcher Apparat sich hinter der Medizin heute verbirgt.

Bei der Diagnose „Pilze im Darm" bzw. „Candida albicans" ist außerdem sofort zu fragen, wo genau im Darm sich die Pilze befinden. Normalerweise finden sich Bakterien nur im Dickdarm, während der Magen und der fünf Meter lange Dünndarm steril sind, das heißt bakterienfrei. Wenn von Pilzen und Bakterien „im Darm" gesprochen wird, so ist zum einen immer der Dickdarm gemeint und zum anderen der Darm*inhalt,* also der zu verdauende Speisebrei, *niemals das Organ, also die Darmwand.*

Bei der Annahme, daß Pilze den Darm (das Organ Darm) befallen, handelt es sich um eine falsche Bezeichnung, um ein Mißverständnis, um einen falschen Begriff.

An den Magen schließt sich der Darm an. Er ist der längste Teil des Verdauungskanals und reicht vom Magenpförtner bis zum After. Man unterscheidet den Dünndarm und Dickdarm. Am Dünndarm bezeichnet man drei Abschnitte gesondert: den Zwölffingerdarm, den Leerdarm (Jejunum) und Krummdarm (Ileum).

Wenn von Pilzen im Darm gesprochen wird, ist immer der Dickdarm gemeint. Das Organ Darm (die Darmwand) kann es aber, wie schon betont, nicht sein, sondern lediglich der Darminhalt.

Die Wand des Darmrohrs besteht aus Muskelschichten, die außen längs und innen ringförmig verlaufen. Sie bewirken die vom Willen unabhängige peristaltische Bewegung, mit der die Speisen bewegt und weiterbefördert werden. Außen ist der Darm von einer dünnen Serosaschicht (Bauchfell) überzogen. Dann folgen zwei Schichten glatter Muskulatur (äußere Längs- und innere Ringmuskulatur) für die wellenförmige Bewegung, anschließend das submuköse Bindegewebe (unter der Schleimhaut liegend).

Diese Darmwand selbst ist sowohl im Dünndarm- wie im Dickdarmbereich völlig bakterienfrei – genauso wie andere Organe, z. B. Leber, Herz, Lunge, Niere.

Nur bei einer Entzündung des Darms finden sich auf der Darmschleimhaut Krankheitserreger, z. B. bei Typhus die entsprechenden Salmonellenerreger oder bei einer geschwürigen Dickdarmentzündung (Colitis ulcerosa) Entzündungserreger. Dies sind jedoch schwere Erkrankungen. Das gesunde Organ Darm enthält keine Bakterien. In der Darmlichtung aber, in der sich der Speisebrei befindet, sind im Dickdarmbereich massenhaft Bakterien verschiedener Art und Pilze vorhanden, die man zusammenfassend als Darmflora bezeichnet. Die Darmflora, die aus Speiseresten besteht, in denen sich Pilze, Hefen und Bakterien tummeln, findet sich also lediglich im Darminhalt, niemals in der Darmwand!

Viele Patienten, die die (falsche) Diagnose „Pilze im Darm" oder „Candidiasis" erhalten, meinen fälschlicherweise, das Organ Darm sei von Pilzen befallen, während es – das geht ja aus der Untersuchung des abgegebenen Kots her-

vor – doch lediglich den Stuhl, also den Darminhalt, betrifft. Und dazu muß man wissen, daß
sich auch bei einem gesunden Menschen selbstverständlich Pilze, Bakterien und Hefen im
Speisebrei des Dickdarms befinden. Daraus ist
natürlich keinerlei Rückschluß auf die Gesundheit des Darms bzw. des Menschen zu ziehen.

Die Verdauung ist im wesentlichen beendet,
wenn der Inhalt des Dünndarms in den Dickdarm übertritt. Am Ende des Dünndarms ist
der Darminhalt ein dünner Brei von hellgelber
bis grüner Farbe. Er hat noch keinen fäkalen
(kotigen) Geruch und enthält nur noch wenig
ungelöste Nahrungsreste.

„Die Veränderungen, welche dieser Brei bei
seinem Aufenthalt im Dickdarm durchmacht,
bestehen erstens in einer Fortführung der
Dünndarmverdauung durch die mit übergetre-
tenen Enzyme des Pankreas- und Darmsaftes,
zweitens in der Resorption der Verdauungs-
produkte und besonders des Wassers, so daß
eine starke Eindickung des Breies bis zu einem
Trockengehalt von 30–50% zustande kommt,
drittens in einer Durchmischung mit Dickdarmschleim, welcher, ähnlich wie muzinrei-
cher Speichel, dazu dient, die Massen zusam-
menzubacken, und viertens *in der Entfaltung*
einer mächtigen Wirkung der stark wuchern-

den Bakterien auf alle noch angreifbaren Reste der Nahrung" (R. Höber). Der Dickdarmschleim dient außerdem dazu, den Darminhalt gleitfähig zu halten.

So wandelt sich der Dünndarmbrei allmählich in die Fäzes (Kot) um. *Mindestens 30–50% des Kots besteht aus lebenden und toten Bakterien!* Der Rest setzt sich – je nach vorausgegangener Nahrung – aus Speiseresten, Schleim, abgestorbenen und abgestoßenen Epithelien und Verdauungssäften zusammen.

Die Ausnützung der nahrungshaltigen Substanzen im Darm ist stark individuell und von der Zusammensetzung der Nahrung abhängig. So wird manch „wissenschaftliche" Auswertung falsch gedeutet, weil man diese Punkte nicht ausreichend berücksichtigt. Beispiel: Der Verzehr von Vollkorn(brot) entzieht dem Organismus angeblich Calcium.

Die Gewöhnung spielt bei der Umstellung der Kostform eine wichtige Rolle. Zu Beginn der Nahrungsumstellung ist eine vermehrte Ausscheidung bestimmter Stoffe (Calcium, Stickstoff u. a.) zu beobachten. Nach wenigen Tagen findet eine bessere Ausnutzung statt. Diese ist unter anderem von der Tätigkeit der Bakterien im Darmkanal abhängig. Und die stellen sich – vereinfacht ausgedrückt – auf die

Nahrungszufuhr ein. Man kann dies ja schon beim Säugling beobachten. Erhält er beispielsweise die erste feste Nahrung in Form einer geriebenen Mohrrübe, zeigen sich in den ersten Tagen im Stuhlgang unverdaute Stückchen dieser Mohrrübe. Beim gestillten Säugling besteht die Darmflora vorwiegend aus dem Bazillus bifidus. Bei Änderung der Nahrung stellen sich die entsprechenden anderen Bakterien automatisch ein.

Es stimmt also keineswegs, daß durch Vollwerternährung Calcium entzogen wird.

Verdauung – was ist das?

– nach mechanischer Zerkleinerung der Nahrung mit Hilfe der Zähne und nach Verflüssigung mit Hilfe des Speichels
– Zerlegung in einfache Stoffe mit Hilfe von Verdauungsenzymen
– Resorption der einfachen Stoffe
– Ausscheidung der unverdaulichen Reste

Verdauungsorgane

– Mundhöhle
– mittlerer und unterer Abschnitt des Schlundes
– Speiseröhre
– Magen
– Dünndarm
– Leber
– Gallenblase
– Bauchspeicheldrüse
– Dickdarm
– Mastdarm
– Analkanal

Das Geheimnis der Medizin besteht darin, den Patienten abzulenken, während die Natur sich selber hilft.

VOLTAIRE

Die Darmflora

„Meine Darmflora ist gestört", sagen und schreiben mir (M. O. Bruker) Patienten oft, wenn es darum geht, ihre Beschwerden im Magen-Darm-Bereich zu schildern. Da sie die Diagnose nicht selbst stellen, sondern der Arzt, wollen wir uns an dieser Stelle damit etwas ausführlicher beschäftigen. Was ist das – die Darmflora – und wie funktioniert sie?

Der Dünndarm ist beim Gesunden bakterienfrei; dagegen spielen im gesunden Dickdarm Bakterien verschiedener Art eine wichtige Rolle bei der weiteren Umwandlung von Nahrungsresten, die zugleich den Nährboden für die Bakterien bilden. Es besteht daher zwischen den vorhandenen Bakterienarten und der genossenen Nahrung eine enge Wechselbeziehung. Beim Säugling zum Beispiel, der ausschließlich gestillt wird, findet sich im Dickdarm nur der Bazillus bifidus; erst wenn andere Nahrung dazukommt, treten auch entsprechende andere Bakterien auf (s. auch S. 54).

Beim Erwachsenen sind die Coli-Bakterien die Hauptvertreter einer „gesunden" Bakterienflora. Eine Störung dieser Flora kann einerseits dadurch zustande kommen, daß Bakterien selbst (z. B. Coli) entarten bzw. krank werden, andererseits können sich Bakterienarten ausbreiten, welche die „normalen" verdrängen und überwuchern. Bei all diesen Vorgängen handelt es sich aber nicht um eigentliche Erkrankungen des Dickdarms, sondern an der Zusammensetzung der Darmflora ist lediglich erkennbar, wie die Nahrung in der vorausgegangenen Zeit beschaffen war.

Die „kranke" Darmflora ist also nicht die Ursache von irgendwelchen Erkrankungen, sondern das Zeichen einer entsprechend krankmachenden Ernährung. Sowohl die betreffende Erkrankung wie die gestörte Darmflora haben ihre gemeinsame Ursache in einer falschen Ernährung. Dies erklärt auch, weshalb die Zufuhr von gesunden Coli-Kulturen (Symbioselenkung) als Medikament keinen Dauererfolg bringt, wenn die fehlerhafte Ernährung fortgesetzt wird. Bei zivilisatorischer Nahrung werden die zugeführten Bakterien bald wieder von denjenigen Bakterien verdrängt, für die die zivilisatorische Nahrung den besten Nährboden darstellt. So ist die Darmflora ein ausgezeichneter Maßstab (Indikator) für die Güte der Nahrung bzw. für den Grad ihrer zivilisatorischen Veränderung.

Darüber hinaus kann aber eine krankhafte Darmflora auch ihrerseits wieder nachteilige Rückwirkungen auf den Organismus haben. Man hat zum Beispiel nachgewiesen, daß die bei Gesunden vorkommenden Coli-Bakterien Vitamin K erzeugen. Andererseits wurde festgestellt, daß bei Krebskranken unter anderem auch ein Vitamin-K-Mangel besteht. Daraus ist aber nicht der Schluß erlaubt, daß der Krebs nur durch Vitamin-K-Mangel entsteht, sondern nur, daß irgendwelche innere Beziehungen zwischen der zivilisatorischen Ernährung, der gestörten Darmflora, dem gestörten Vitalstoffhaushalt und dem Krebs bestehen.

In ähnlicher Weise sind Beziehungen zwischen gestörter Darmflora und zahlreichen anderen Krankheiten beobachtet worden; die letztlich verbindende gemeinsame Ursache liegt aber in der zivilisatorischen Fehlernährung.

In dieser Hinsicht ist nun wiederum sehr interessant, daß besonders die zahlreichen Fabrikzuckerarten das Wachstum leicht vergärender Bakterien fördern, die an der Dysbakterie, wie man die fehlerhaft zusammengesetzte Darmflora nennt, stark beteiligt sind. Manche Unverträglichkeiten von Nahrungskombinationen, die Fabrikzucker enthalten, mögen darin ihre Erklärung finden; dies gilt vor allem für die Beobachtung, daß Unpäßlichkeiten nach Fabrikzuckergenuß oft erst nach einigen Tagen auftreten und dann oft wochenlang anhalten, obwohl kein weiterer Fehler in der Ernährung mehr gemacht wird. Die Bakterienarten, die sich nach Fabrikzuckereinnahme vermehrt haben, beherrschen nun wochenlang das Feld, und es dauert geraume Zeit, bis sich die Coli, die in ihrer Vitalität gestört sind, wieder durchsetzen.

Diese Verhältnisse machen es auch verständlich, weshalb es nicht günstig ist, die Kostformen häufig zu wechseln. Es dauert immer eine gewisse Zeit, bis sich der jeweiligen Kostform entsprechend die dazugehörige Darmflora entwickelt hat. Kaum hat sich ein Gleichgewicht eingespielt, wird es wieder gestört, wenn zu rasch wieder die Kostform geändert wird. Deshalb wirken sich oft mehrere „Diätkuren" verschiedener Art, die rasch hintereinander folgen, nachteilig aus, indem „im Bauch alles durcheinander kommt". Dies läßt sich bei „Diätfanatikern" besonders oft beobachten, die mit aller Gewalt ihre Beschwerden – oft sind sie gar nicht ernährungs-, sondern lebensbedingt – durch „Diät"kuren beseitigen wollen.

Es wechselt hierbei wahllos eine Kur die nächste ab. Mit dieser Vielfalt von Kostformen, wie zum Beispiel der Rotationsdiät, fertig zu werden, setzt schon eine ziemliche Robustheit der Verdauungsorgane voraus, die aber gerade diesen Menschen fehlt. Die Störungen der Darmflora spielen dabei eine gewisse Rolle. Das Durcheinander, das durch diese kurzfristigen „Kuren" und „Diäten" entsteht, kann nur durch eine stetige, über lange Zeit durchgeführte vollwertige, vitalstoffreiche Heilkost im obigen Sinne allmählich überwunden werden.

Überhaupt sind Krankheiten, denen jahrzehntelange Fehler in der Lebensführung zugrunde liegen, niemals durch kurzfristige Maßnahmen, zum Beispiel Kuren, zu beheben, sondern nur durch Abstellung der Fehler, die die Krankheit verursacht haben, über lange Zeiträume bzw. für immer. Wieviel sich dann noch bessern läßt, ist davon abhängig, wie weit fortgeschritten der Schaden bei Beginn der Behandlung schon war und wie weit die Degenerationserscheinungen überhaupt noch rückbildungsfähig sind. Es gehört aber mit zu den Ungereimtheiten des Zeitgeistes, daß die Folgen jahrelanger Fehler in der Lebensführung durch kurzfristige Verordnungen und Maßnahmen von wenigen Tagen oder Wochen ungeschehen gemacht werden sollen.

Manches muß man heilen,
ohne daß der Kranke davon weiß.

SENECA

Noch Fragen zum Stuhl?

Die Aussagen über Häufigkeit der Darmentleerung, Form, Farbe und *Beschaffenheit des Stuhls* sind sehr unterschiedlich.

Es wird Sie überraschen, wenn wir an dieser Stelle die Behauptung aufstellen, daß der gesunde Mensch keinen regelmäßigen Stuhlgang hat. Hört und liest man nicht immer genau das Gegenteil?

Werfen wir dazu einen Blick auf das Tierreich. Das Säugetier, das oft mühevoll seine Nahrung suchen muß und nicht regelmäßig zur selben Zeit am gedeckten Tisch sitzt, hat dementsprechend auch keinen regelmäßigen Stuhl. Die Darmentleerung erfolgt, wenn sich so viel im Darm angesammelt hat, daß die Entleerung nötig wird. Mit der Urinentleerung ist es ebenso. Warum wird nicht auch eine geregelte Urinentleerung nach Stundenplan gefordert?

Der Mensch, der ein lebendiges und nicht in Regeln erstarrtes Leben führt, wird nicht täglich zur selben Stunde das gleiche essen, die gleiche körperliche Bewegung und die gleichen Erlebnisse haben. Dementsprechend hat er auch keinen „Stuhl nach Fahrplan". Nur bei demjenigen, der sich in ein unlebendiges Schema der Lebensführung pressen läßt, der täglich zur selben Stunde dasselbe denkt, ißt, erlebt und tut, bei dem wird sich als Abklatsch seines philiströsen Lebens auch ein regelmäßiger Stuhlgang einstellen. Er freut sich, wenn er die Uhr nach seinem Stuhlgang stellen kann.

Natürlich bestimmt auch die Eßmenge das *Stuhlvolumen.* Wer wenig ißt, wird kleine Mengen, wer viel ißt, größere Mengen Stuhl entleeren. Zeitpunkt und Menge lassen sich also nicht „erziehen". Diese Vorstellung kommt zum Beispiel auch in Werbeanzeigen mancher Firmen zum Ausdruck, die Abführmittel herstellen. „Erziehen Sie Ihren Darm zur Pünktlichkeit" heißt es dort. Nicht wenige Menschen nehmen allein deshalb Abführmittel, weil sie diese Aussage für richtig halten. Andere sitzen so lange auf der Toilette und drücken, bis sich etwas entleert hat. Dieser falsche Ratschlag, den Darm zu erziehen, ist weit verbreitet, auch unter den Ärzten. Kaum eine Abhandlung, in der nicht darauf hingewiesen wird.

Da die Darmtätigkeit durch das vom Willen unabhängige vegetative Nervensystem gesteuert wird, ist eine Erziehung durch den Willen

64

völlig aussichtslos. Der Darminhalt wird nur durch die Peristaltik weiterbefördert. Diese untersteht dem Willen aber nicht. Erst wenn der Kot durch die Peristaltik bereits in den Enddarm befördert worden ist, kann durch den Preßakt, bei dem die Bauchmuskeln und die Muskeln des Beckenbodens angespannt werden, die Entleerung erfolgen. Das Pressen selbst hat aber keinerlei Einfluß auf die Darmperistaltik; es kann also dadurch der Darminhalt nicht von höheren Darmabschnitten in den Enddarm befördert werden.

Die Häufigkeit der Darmentleerung wurde schon angedeutet. Sie hängt mit der Häufigkeit der Nahrungsaufnahme zusammen. Ein Vogel pickt ständig Nahrung und lüftet ebenso oft den Schwanz, um den Darm zu entleeren. Eine Stubenfliege, die überall etwas zu fressen findet, hinterläßt auch überall ihre Spuren. Ein Löwe, der tagelang kein Wild reißt, hat dementsprechend auch seltene Entleerungen. Forderten wir die in der freien Natur geltenden Verhältnisse auch für uns, so müßte nach jeder Mahlzeit eine Darmentleerung erfolgen. Bei manchen Menschen, die eine Vollwerternährung mit großem Frischkostanteil verzehren oder reine Frischkost essen, entspricht die Zahl der Mahlzeiten ungefähr der Zahl der

Darmentleerungen. Aber auch dafür kann keine feste Regel aufgestellt werden, da auch die Darmtätigkeit von der Konstitution abhängig ist.

Die landläufige Meinung, daß der Stuhl geformt sein sollte, kann – so allgemein gehalten – ebenfalls nicht bestätigt werden. Beim Säugling, der noch an der Brust ernährt wird, ist der Stuhl in der Regel pastenartig, jedoch nicht fest geformt (also kein „Würstchen"!). Aber schon beim künstlich ernährten Säugling stimmen diese Regeln nicht mehr. Und am hohen Abführmittelverbrauch der Erwachsenen, aber auch schon Jugendlichen, kann man erkennen, wie verstopft unsere fabrikatorisch ernährte Gesellschaft ist.

Dick- oder dünnbreiiger Stuhl ist kein Krankheitszeichen, sondern normal. Ein geformter Stuhl ist dagegen ein Hinweis auf zivilisatorische Fehlernährung.

Die Farbe der zugeführten Nahrung kann auch die Farbe des Stuhls bestimmen. Wird zum Beispiel Rote Bete gegessen, macht sich die Farbe auch im Stuhl bemerkbar.

Der Geruch des Stuhls wird stark bestimmt von der zugeführten Nahrung. Beim Verzehr von tierischem Eiweiß (Milch, Quark, Käse, Fleisch, Wurst, Fisch, Ei) überwuchern die

Fäulnisbakterien. Bei der Eiweißfäulnis werden durch die Bakterien die Aminosäuren zerstört, wobei charakteristische, durch ihren üblen, zum Teil fäkalen Geruch gekennzeichnete Körper entstehen.

Dies ändert sich innerhalb kürzester Zeit, wenn die Nahrung ohne tierisches Eiweiß durchgeführt wird. Kohlenhydrat- und Eiweißgärung beeinflussen sich gegenseitig; reichlichere Kohlenhydratzufuhr unterdrückt infolge der dabei zustande kommenden Produktion von notwendigen Säuren die Eiweißfäulnis, reichlich Eiweißfäulnis dagegen die Kohlenhydratgärung. Jeder zoologische Garten belehrt unser Geruchsorgan darüber, ob man am Käfig eines Pflanzenfressers oder an einem Raubtierkäfig vorbeigeht. So ist auch der Stuhl des Vollwertköstlers, der konsequent kein tierisches Eiweiß verzehrt, (fast) geruchlos.

Die Scheiße

Immerzu höre ich von ihr reden
als wär sie an allem schuld.
Seht nur, wie sanft und bescheiden
sie unter uns Platz nimmt!
Warum besudeln wir denn
ihren guten Namen
und leihen ihn
dem Präsidenten der USA,
den Bullen, dem Krieg
und dem Kapitalismus?

Wie vergänglich sie ist,
und das was wir nach ihr nennen
wie dauerhaft!
Sie, die Nachgiebige,
führen wir auf der Zunge
und meinen die Ausbeuter.
Sie, die wir ausgedrückt haben,
soll nun auch noch ausdrücken
unsere Wut?

Hat sie uns nicht erleichtert?
Von weicher Beschaffenheit
und eigentümlich gewaltlos
ist sie von allen Werken des Menschen
vermutlich das friedlichste.
Was hat sie uns nur getan?

HANS MAGNUS ENZENSBERGER

Aber ich fühle mich doch krank...

Oft genug lautet die Diagnose: „Organisch sind Sie ganz gesund." Die Entgegnung des Patienten: „Aber ich fühle mich doch krank." Dann muß der Arzt wie ein findiger Detektiv vorgehen, um herauszufinden, welche Ursachen für das schlechte Befinden dieses Patienten verantwortlich sind.

Drei große Ursachengruppen kommen in Frage:

– ernährungsbedingte
– lebensbedingte
– umweltbedingte.

Die angeführten Symptome (s. S. 21) bei der angeblichen „Verpilzung" sind so unspezifisch, daß sie fast ausnahmslos Begleiterscheinung jeder anderen Krankheit sein können. Hier einige Beispiele:

Bei *Erschöpfung, Unkonzentriertheit, Müdigkeit, Leistungsschwäche, schlechtem psychischen Befinden* wird Candida als mögliche Ursache angesehen. Es handelt sich um Symptome, die bei Infekten ebenso anzutreffen sind wie bei Rheuma oder Stuhlverstopfung.

69

Sie können natürlich auch durch Überlastung auftreten. Da gilt es zu klären, ob der Patient sich ständig verausgabt, ohne seine „Reserven" wieder aufzufüllen. Mutet er sich im Beruf oder im Privatleben zuviel zu? Lebt er nicht in harmonischer Beziehung? Die Diagnose „Pilze im Darm" ist auf jeden Fall eine Fehldiagnose bzw. nicht ausreichend.

Rheuma, Arthritis, Arthrose sind ernährungsbedingte Zivilisationskrankheiten, hervorgerufen durch Vitalstoffmangel und Verzehr von tierischem Eiweiß. Die Diagnose „Pilze im Darm" ist auch hier falsch (Näheres s. „Rheuma...", emu).

Übergewicht entsteht auf Grund von Fehlernährung. Hat der Fettsüchtige unbezähmbare Freßattacken, ist auch zu klären, wo er im Leben nicht satt wird. Welche Defizite möchte er durch übermäßige Nahrungszufuhr ausgleichen?

Die Diagnose „Pilze im Darm" ist eine Fehldiagnose (Näheres s. „Idealgewicht ohne Hungerkur", emu).

Migräne, Kopfschmerzen haben vielfältige Ursachen. Voraussetzung zur Behandlung ist das Weglassen von Drogen, an erster Stelle Bohnenkaffee, schwarzem Tee und Medikamenten, die Coffein und andere gefäßaktive

Stoffe enthalten. Weitere Einzelheiten sind in dem Buch „Hilfe bei Kopfschmerzen, Migräne und Schlaflosigkeit" (emu) aufgeführt. Die Diagnose „Pilze im Darm" oder „Candidiasis" trifft auch hier nicht zu.

Fettige Haare treten nicht durch Pilze auf, sondern durch das modern gewordene häufige Waschen mit Schampons. Da der Haut durch das viele Waschen ständig Fett entzogen wird, bemüht sie sich, es erneut zu produzieren und zeigt dies letztendlich an durch Überproduktion.

Nässende und juckende Stellen zwischen den Zehen werden häufig als Candida-Befall (Fußpilze) diagnostiziert. Handelt es sich wirklich um einen Pilz, ist dies leicht feststellbar, indem örtlich ein Antimykotikum auf die betreffenden Stellen aufgetragen wird. Der Pilz verschwindet dann sofort innerhalb weniger Tage. Viel öfter entstehen diese empfindlichen Stellen zwischen den Zehen durch zu enges Schuhwerk und Strümpfe aus synthetischen Fasern. Die Haut liegt dann dicht aufeinander und schwitzt. Gibt man den Zehen Freiraum und Luft – oft genügt es, eine dünne Lage Mull zwischen die Zehen zu legen –, klingen die Beschwerden schnell ab.

Ekzem, Hautausschlag, Hautpilz. Auch hier

ist die Diagnose „Mykose" falsch. Man muß differenzieren, ob es sich um einen Ausschlag handelt – das Wort kommt im ärztlichen Sprachschatz leider kaum noch vor – oder um einen Hautpilz. Der Pilz ist meistens an der scharfen, oft runden, Begrenzung zu erkennen. Er kann örtlich gut mit Antimykotika behandelt werden.

Dem Ekzem, heute auch fälschlicherweise als Neurodermitis bezeichnet, liegt eine Stoffwechselstörung zugrunde. Es handelt sich nicht um eine Nervenerkrankung (neuro). Die Erkrankung beruht auch nicht auf einer Entzündung, wie die Endung -itis ausdrückt. Das Ekzem ist durch eine vitalstoffreiche Vollwerternährung zu beheben. Die konsequente Vermeidung von tierischem Eiweiß ist dabei wesentlich, also Vermeidung von Milch, Joghurt, Quark, Käse, Eiern, Fleisch, Wurst und Fisch.

Diese Therapie kann sinnvoll unterstützt werden durch die Wahl des richtigen homöopathischen Arzneimittels, Sonnenbäder und Sauna. Das Eincremen der Haut ist nicht sinnvoll, da oft eine empfindliche Reaktion auf die Salbengrundlage vorhanden ist (s. auch „Allergien müssen nicht sein", emu).

Zu der Diagnose „Pilze im Darm" oder „Mykose" kommt es oft, wenn der Patient über „*Blähungen*" und *Bauchbeschwerden* klagt. In weiten Kreisen der Bevölkerung werden Bauchschmerzen aller Art mit Blähungen bezeichnet; außerdem glauben viele Menschen, Blähungen seien Ursachen von Schmerzen. In Wirklichkeit versteht man unter Blähungen Bildung von Gasen und deren Abgang. Es ist aber nicht nur ein Streit um Worte, ob Bauchschmerzen und Blähungen dasselbe sind, da durch die Verwechslung die Gefahr besteht, daß der Kranke jahrelang unter falscher Diagnose läuft und dadurch falsch behandelt wird.

Mir (M. O. Bruker) ist es vor Jahrzehnten zu Beginn meiner ärztlichen Tätigkeit oft passiert, daß ich auf die Angaben von Patienten hereingefallen bin, die über Blähungen klagten. Erst als die Behandlung gegen Blähungen erfolglos blieb und ich genauer nachforschte, stellte sich heraus, daß der jeweilige Patient gar nicht an Blähungen „litt", sondern in Wirklichkeit Leibschmerzen hatte. Deshalb benützte er auch das Wort „leiden". Denn jeder gesunde Mensch hat ab und zu Blähungen, kommt aber nicht auf die Idee, dies als „Leiden" zu bezeichnen.

Es gibt natürlich auch „rücksichtsvolle" Patienten, die angeben, unter Blähungen zu „leiden", obwohl gar nicht sie leiden, sondern weil sie befürchten, daß andere unter dem Abgang ihrer Gase leiden.

Übler Geruch von Blähungen beruht meist auf Fäulnisvorgängen im Darm, die durch tierische Nahrungsmittel, vor allem durch Fleisch, Wurst, Fisch, Eier, Quark und Käse entstehen. Ihre Vermeidung ändert die Darmflora entsprechend, und bald werden die Blähungen weniger intensiv riechen. In diesem Zusammenhang ist interessant, daß die Gase, die bei Übergang auf eine frischkostreiche Ernährung vorübergehend vermehrt auftreten können, geruchsarm sind. Gasabgänge bei reiner Frischkost sind nach kurzer Zeit geruchlos.

Einmal darauf aufmerksam geworden, daß es Menschen gibt, die statt Leibschmerzen „Blähungen" sagen, stellte ich fest, daß überhaupt die meisten sich so verhalten. Dabei zeigte sich, daß viele ihre Schmerzen deshalb als Blähungen bezeichnen, weil die Schmerzen nach Abgang von Blähungen nachlassen. Aber wenn nach Abgang von festem Darminhalt Leibschmerzen nachließen, könnte man trotzdem Leibschmerzen nicht mit Kot gleichsetzen.

Der Inhalt des Darmes, gleichgültig, ob er nur aus festem oder aus flüssigem Kot besteht oder ob sich auch gasförmige Teile, also

Blähungen, dazwischen befinden, schmerzt selbst nicht. Schmerzen können nur entstehen, wenn der Darm selbst krank ist oder krankhaft reagiert. Meistens beruhen die Schmerzen auf krankhaften Zusammenziehungen des Darmes (Spasmen), wobei in jedem einzelnen Fall von krampfhaften Darmschmerzen zu klären ist, warum der Darm sich krampft, d. h. welche Faktoren ursächlich hinter dieser Erscheinung stecken.

Die Gasbildung reicht, wenn sie nicht übermäßig ist, allein nicht aus, um das Auftreten von Schmerzen zu erklären. Auf die Frage an den über „Blähungen" klagenden Kranken, ob die Gasbildung so übermäßig sei, kommt oft die Antwort, das Gegenteil sei der Fall, es gingen überhaupt nie Blähungen ab. Diesen Widerspruch erklärt sich der Kranke so, daß er annimmt, die Blähungen säßen irgendwo fest. Natürlich ist es nicht möglich, daß sich über Jahre die Speisereste, d. h. der nicht gasförmige Inhalt des Darmes, täglich entleeren, während der gasförmige Anteil irgendwo jahrelang hängenbleibt. Selbst wenn ein solches physikalisches Wunder möglich wäre, ist damit immer noch nicht geklärt, weshalb zahlreiche Menschen viel Blähungen und trotzdem nie Schmerzen haben, daß andere keine Blähungen und auch keine Schmerzen haben und daß wiederum andere ebenfalls keine Blähungen haben und doch viel an Schmerzen leiden.

Mit dem hier Gesagten wollen wir nur klarmachen, daß hinter Leibschmerzen irgendwelche Störungen stecken müssen, die nicht einfach mit „Blähungen" abgetan werden können. Auch nicht mit „Candidiasis". Wenn man bei Kranken, die über „Blähungen" klagen, ohne daß viel Gase abgehen, mehrfach den Darm durchleuchtet, stellt man bei ihnen nie stärkere Gasbildung fest, als es der Norm entspricht. Man kann im Gegenteil bei Menschen oft relativ große Gasmengen im Darm röntgenologisch nachweisen, ohne daß sie je die geringsten Schmerzen haben. Voraussetzung für den Schmerz ist eine Krampfneigung, die aber ihre Ursache nicht im Darminhalt hat, sondern sich am Darminhalt auswirkt. Löst sich der Krampf, hat die komprimierbare gasförmige Blähung leichtere Möglichkeit zum Entweichen als der festere Darminhalt.

Dadurch, daß die Menschen gewohnt sind, dem Arzt ihre Leibschmerzen als Blähungen „anzubieten", besteht die Gefahr, daß auch der Arzt getäuscht wird und sich mit der Fehldiagnose „Blähungen" begnügt, wodurch die Behandlung der Grundkrankheit versäumt wird.

„Blähungen" als Standarderklärung für Bauchschmerzen führt indirekt zu einer Überbewertung der blähenden Eigenschaften von Nahrungsmitteln. Es ist zum Beispiel bekannt, daß Bauchschmerzen entstehen können, wenn im Rahmen einer Kostform sowohl Rohkost als auch Fabrikzucker enthalten ist. Da für diese Erscheinung keine Erklärung bekannt ist, nimmt der Kranke an, daß die ihm unerklärlichen Schmerzen „Blähungen" seien. Als Missetäter müssen die sogenannten „blähenden" Speisen herhalten. So ist es üblich, die Hülsenfrüchte und die Kohlarten für die „Blähungen" verantwortlich zu machen. Werden aber die Richtlinien, die eine gute Verträglichkeit einer Vollwertkost garantieren (s. S. 139 ff) genau eingehalten, dann stellt sich heraus, daß weder Hülsenfrüchte noch Kohlarten, Vollkornbrot oder andere „gesunde" Sachen „blähen". Kohlarten werden übrigens ausgezeichnet vertragen, wenn sie nicht mit Fett zusammen gekocht werden und in der übrigen Nahrung keine Fabrikzuckerarten, kein gekochtes oder eingemachtes Obst und keine Säfte enthalten sind. Es sind also keineswegs die Kohlarten, die „blähen", sondern es ist die falsche Zubereitung bzw. die unpassende Kombination der Speisen mit störenden Nahrungsmitteln.

Es ist also auch praktisch von Bedeutung, streng zwischen echten Blähungen – das heißt Gasbildung – und Bauchschmerzen zu unterscheiden. Der Übergang auf eine vitalstoffreiche Vollwertkost, die Vollkornbrot, Frischkornbrei, rohes Obst und eine Frischkostzulage aus Gemüse enthält, kann in der Anfangsphase zu vermehrter Gasbildung führen, aber nicht zu Schmerzen. Nach Anpassung der Darmflora läßt nach einiger Zeit die Gasbildung nach, auch wenn die Kostform unverändert beibehalten wird. Schmerzhafte Beschwerden treten nur auf, wenn die oben erwähnten Störenfriede, besonders alle Fabrikzuckerarten, zugesetzt werden.

Auch für die angebliche *Übersäuerung* wird Candida albicans verantwortlich gemacht. Da immer wieder – besonders von Laien – die sogenannte Übersäuerung des Körpers als Ursache für zahlreiche Krankheitserscheinungen genannt wird (leider benutzen auch manche Ärzte diesen verwaschenen Begriff), müssen wir darauf etwas näher eingehen.

Die komplizierten chemischen Abläufe im menschlichen lebendigen Organismus auf das einfache Denkschema „Säuren und Basen" zurückführen zu wollen, stellt eine unerlaubte Vereinfachung dar. Etwa gleichbedeutend wäre im moralischen Bereich die Vereinfachung auf die Begriffe „gut" oder „böse".

Aber selbst dieser Vergleich hinkt noch, denn chemische Abläufe im Lebendigen verlaufen nicht zwischen den Polen sauer und basisch (= alkalisch). Wenn man diese komplizierten Vorgänge in ein vereinfachtes Denkschema pressen will, wäre es sinnvoller, sie in aufbauende und abbauende Prozesse einzuteilen. Aber auch diese Bezeichnungen könnten der vielseitigen Natur nicht im entferntesten gerecht werden.

Zunächst ist es vom wissenschaftlichen Standpunkt aus nicht möglich, überhaupt von Übersäuerung des Organismus zu sprechen, da man differenzieren müßte, ob man das Gewebe meint, das Blut, den Urin oder den Speichel. Hat zum Beispiel das Blut einen niedrigen pH-Gehalt, d. h. ist das Blut etwas nach der sauren Seite hin verschoben, so findet man entsprechend das Gewebe alkalischer, d. h. den pH-Gehalt etwas höher, also nach der Basenseite verschoben. Andererseits kann man aus einem sauren Urin nicht darauf schließen, daß entweder das Gewebe oder das Blut sauer ist, sondern man kann auch den gegenteiligen Schluß daraus ziehen, daß der Organismus in der Lage ist, die Säuren auszuscheiden, und daß deshalb im Körper weniger Säuren sind. Dasselbe gilt für den Speichel. Man kann dies einfach dadurch feststellen, daß der Urin beim Säuretest mit Lackmuspapier (Rotfärbung) sauer reagiert. Bei einer üblichen Zivilisationskost ist der Urin im Durchschnitt sauer, bei vegetarischer Kost alkalisch (basisch).

Wir haben im Organismus ein Puffersystem, also sehr spezifische Reaktionsabläufe, das sehr wohl in der Lage ist, den pH-Wert im Körper konstant zu halten. Die chemischen Stoffwechselvorgänge in Pflanzen, Tieren und den Menschen werden in erster Linie von Enzymen gesteuert. Dabei handelt es sich um katalytische Vorgänge. In den einzelnen Zellen der verschiedenen Körperorgane laufen die chemischen Prozesse in einem Milieu von gleichbleibendem pH ab, das nicht einmal sauer, dann wieder basisch ist. Bestimmte chemische Vorgänge im intermediären Stoffwechsel sind an ganz bestimmte pH-Werte gebunden, die immer konstant gehalten werden. Dazu stehen dem Organismus sehr effiziente Regulationsmechanismen zur Verfügung, welche diese Konstanz bewerkstelligen und garantieren. Diese Vorgänge sind gleichbedeutend mit Leben und Gesundheit. Ein Abweichen von dieser Norm ist mit dem Leben nicht vereinbar.

Vielleicht könnte nun jemand annehmen, daß bei einer Harnsäurevermehrung im Blut, wie es zum Beispiel bei einer Gicht der Fall ist, das Blut insgesamt nach der sauren Seite verschoben sei. Aber auch dies ist nicht der Fall. Die Harnsäuremengen im menschlichen Serum sind außerordentlich gering, normalerweise 2–4 Milligramm (1 mg = 1/1000 g!) auf 100 Milliliter Blutserum (2–4 mg%). Wenn nun bei einer Krankheit der Harnsäuregehalt im Serum bis auf das Vierfache – also stark – erhöht ist, handelt es sich immer noch um so winzige Mengen an Harnsäure, daß dadurch der Gesamtsäuregehalt des Blutes nicht im geringsten verändert wird.

So sind zum Beispiel im Kohlenhydratstoffwechsel die Abbaustufen genauestens bekannt:

Brenztraubensäure
Phosphoressigsäure
Oxalessigsäure
Acetessigsäure
Zitronensäure
Oxalbernsteinsäure
α-Ketoglutarsäure
bis zum Endprodukt Kohlensäure.

Ein weiteres Mißverständnis liegt in falschen Schlußfolgerungen aus den wissenschaftlichen

Forschungsergebnissen von Ragnar Berg, der bekanntlich die Nahrungsmittel in basen- bzw. säureüberschüssige einteilte. Es ist aber nicht so, daß man dies daran erkennen kann, ob ein Nahrungsmittel sauer schmeckt oder nicht. So kann zum Beispiel saures Obst stark basenüberschüssig sein, obwohl es Obstsäuren enthält. Fleisch dagegen, das nicht sauer schmeckt, ist stark säurebildend. Gemüse ist basenüberschüssig, aber an sich nicht alkalisch.

Die Heilwirkung der Frischkost, wie sie als erster Bircher-Benner erkannt hat, beruht nicht auf dem Basenüberschuß, sondern darauf, daß sie noch eine lebendige Nahrung ist, die sämtliche biologischen Wirkstoffe (Vitalstoffe) in einem richtigen Verhältnis enthält.

Nicht Übersäuerung ist es also, sondern ein Mangel an bestimmten biologischen Wirkstoffen über lange Zeit, der für die Entstehung von ernährungsbedingten Krankheiten verantwortlich ist. Bei Kenntnis dieser wissenschaftlich gesicherten Fakten ist es nicht angebracht, mit Spekulationen über eine unhaltbare Übersäuerungstheorie das mangelnde Wissen auszufüllen.

Alle Symptome, für die Candida als Ursache angegeben wird, stellen sich bei exakter Diagnose also völlig anders dar. Ein Befall mit

Candida, eine „Verpilzung des Körpers" und „Befall der Organe" gibt es nur bei Schwerkranken und Sterbenden. Das sind Menschen, die nicht mehr in die Sprechstunde gehen können. Sie liegen auf der Intensivstation.

Hören wir dazu auch andere kompetente Fachärzte.

Mit der Wahrheit zu leben heißt,
die Angst zu bejahen.

JEAN-PAUL SARTRE

Intestinale Mykose –
Krankheit oder Unsinn?

Prof. Dr. med. U. R. Fölsch ist Direktor der Klinik für Allgemeine Innere Medizin an der Christian-Albrechts-Universität in Kiel. Dr. med. R. Nitsche ist Oberarzt und Privatdozent der 1. Med. Universitätsklinik der CAU in Kiel.

Beide stellten sich am 10. 1. 1997 zum Thema „Pilze im Darm" einem Gespräch.

Am 13. November 1996 veranstalteten Sie zum o. g. Thema einen Kongreß in Bad Segeberg. Was war für Sie der Anlaß?

Prof. Fölsch: Ich beobachte, seitdem ich hier in Kiel arbeite, in zunehmendem Maße, daß praktisch jede Woche Patienten mit der Diagnose „Darmmykose" zugewiesen werden. Diese Diagnose wird begleitet von unspezifischen Allgemeinsymptomen. Die Patienten fühlen sich seit längerer Zeit müde und abgespannt. Sie haben daraufhin ihren Arzt, Heilpraktiker oder Mikrobiologen aufgesucht, der ihnen diese Diagnose mitteilte. Es wurde ihnen vorgeschlagen, sich behandeln zu lassen, und dann stellen sie sich bei mir. Was wir hier in Kiel sehen, ist ja nur die Spitze eines Eisbergs. Es gibt eine riesige Zahl von Patienten, die sich dort behandeln lassen, wo die Krankheit „Darmmykose" diagnostiziert wurde.

Ich habe bemerkt, wie schwierig es ist, dem Patienten im ersten Gespräch nahezulegen, daß es sich wahrscheinlich um eine Fehlbeurteilung bzw. Fehldiagnose handelt, da seine ganze Krankheitswelt auf diese Mykose aufgebaut ist. Das kann man im ersten Gespräch gar nicht machen, weil dann die Vertrauensbasis verlorengeht. Das dauert dann sehr lange, muß sehr behutsam angegangen werden und kostet auch sehr viel Zeit, um dem Patienten die Zusammenhänge zu erklären.

Diese zunehmenden Probleme, daß es den Patienten unter der Behandlung, die sie empfohlen bekommen, sehr viel schlechter geht, z. B. Anti-Pilz-Diät, die haben mich immer ärgerlicher gemacht. Ich habe mich dann an die Ärztekammer Bad Segeberg gewandt, um auf neutralem Boden die Tagung zu veranstalten.

Wie war die Tagung?

Prof. Fölsch: Die Tagung war so aufgebaut, daß ich zunächst zwei Mikrobiologen eingeladen hatte, von denen ich dachte, sie wären Kontrahenten, der eine würde pro sprechen, der andere gegen. Der eine war der Mikrobiologe unserer Universität, der andere betreibt ein großes mikrobiologisches Labor in der Nähe und macht sehr viel Pilzdiagnostik. Er hat auch Bücher zusammen mit anderen Kollegen geschrieben und ist auf diesem Sektor bekannt. Es hat sich dann aber herausgestellt, daß diese Kontrapositionen so gar nicht herauskamen.

Der Mikrobiologe mit dem eigenen Labor hat sich den Positionen des Kieler Mikrobiologen eher angepaßt. Ich war überrascht, wie konform er mit der Skepsis ging, die wir vertreten haben. Zuhörer und Kollegen, die ihn in früheren Diskussionen hörten, erkannten ihn nicht wieder.

Wann haben denn Pilze nach Ihrer Auffassung eine krankmachende Bedeutung? Pilze sollen angeblich systemisch den ganzen Organismus überschwemmen.

Prof. Fölsch: Einige mikrobiologische Institute treiben die Diagnostik so weit, daß Pilze unterschieden werden, die krank machen und Pilze, die nicht krank machen. Sie legen außerdem Situationen fest, die als krankmachend zu gelten haben. Es werden Antikörperbestimmungen gemacht. Es gibt Institute, die sehr viel Aufwand betreiben, um der ganzen Sache einen Schleier von Seriosität zu geben.

Prof. Helmut Mommsen, ein verstorbener Kinderarzt aus Frankfurt, sagte, daß Bakterien „Gesundheitserreger" seien.

Dr. Nitsche: So pauschal kann man das nicht sagen. Aber es gehört zu unserer Gesundheit unbedingt dazu, daß wir Bakterien beispielsweise im Darm haben. Und wenn das nicht der Fall ist, ist das im Prinzip ein Krankheitszeichen. Es sind bestimmte Bakterien, die den Mikrobiologen besonders bekannt sind, zum Beispiel Escherichia coli, und diese physiologische Flora, die brauchen wir geradezu.

Was suchen Pilze im Körper?

Prof. Fölsch: Auch diese Frage ist nicht pauschal zu beantworten. Wir haben Pilze auf der Haut. Wir haben Staphylokokken auf der Haut, die möchte ich aber nicht so gerne im Blut haben. Aber sie sind einfach da – ubiquitär. Sie stören nicht, weil die Haut eine gute Barriere ist, auch der Darm ist eine gute Barriere. Es ist doch interessant, daß zum Beispiel Colibakterien im Darm für die gesunde Lebensweise wichtig sind. Wenn sie aber den Darm verlassen und ins Blut kommen, dann können sie krank machen. Das erste Symptom eines Colonkrebses kann beispielsweise eine Coli-Sepsis sein, weil Krebs die Darmwand durchlässig macht. Dann können die Colibakterien ins Blut gelangen, und der Patient kann eine Sepsis bekommen.

Dr. M. O. Bruker sagt, wenn Pilze im Darm säßen, also im Organ Darm, in der Darmwand, müßte man sofort mit Breitbandantimykotikum behandeln.

Prof. Fölsch: So ist es. Pilze im Stuhl zu bestimmen, ist relativ sinnlos. Entscheidend ist, ob Pilze das Gewebe befallen, also die Darmwand.

Es ist also eigentlich schon die Begriffsbestimmung falsch. Man müßte differenzieren, ob der Stuhl gemeint ist oder die Darmwand. 30–50 Prozent des Stuhls soll doch aus Bakterien bestehen.

Dr. Nitsche: Ja, genau. Der kontrovers diskutierte Punkt von Heilpraktikern ist, ob die

Pilze im Stuhl irgendwelche Dinge produzieren, die dann auf den Körper einwirken.

Wie will man das denn feststellen?

Dr. Nitsche: Das ist genau die Frage. Die nächste Steigerung wären dann Pilze auf der Schleimhaut, also nicht nur im Gemisch des Stuhls. Die weitere Steigerung: Pilze wachsen invasiv in die Organe oder verteilen sich im ganzen System. Wenn sie sich systemisch verteilen, wären das schwerste Krankheitsbilder. Das müßten wir dann intensivmedizinisch behandeln.

Wie oft tauchen derartige Fälle auf?

Dr. Nitsche: Wenn die körpereigene Abwehr schwer geschädigt ist. Bedingungen, unter denen so etwas gehäuft auftauchen könnte, wären heutzutage AIDS, aber auch hämatologische Neoplasien, etwa Leukämie (Blutkrebs), ein malignes Lymphom, eine immunsuppressive Therapie, die die Immunabwehr des Körpers schwächt, schwere Allgemeinerkrankungen, wie dies früher bei der Tuberkulose der Fall war. Diabetes mellitus kann auch eine Abwehrschwäche verursachen. Auch eine länger dauernde Behandlung mit Antibiotika kann dazu führen, daß der Pilz Candida die Oberhand gewinnt und sich unphysiologisch vermehrt. Also alles schwere bis schwerste Krankheiten.

Wer kommt in Ihre Ambulanz mit bedrohlichen Pilzerkrankungen?

Prof. Fölsch: Der Patient kommt dann nicht mehr in die Ambulanz, denn er ist dann sterbenskrank.

Dr. Nitsche: ...weil der Körper sich nicht mehr wehren kann gegen die Pilze. Normalerweise haben wir ein Gleichgewicht. Pilze wachsen, werden aber durch unsere Abwehr daran gehindert, in das Innere des Körpers einzudringen. Es besteht ein etabliertes Gleichgewicht seit hunderttausenden von Jahren. Bakterien und Pilze sind älter als die Menschen.

Gibt es Menschen, bei denen keine Pilze im Stuhl nachgewiesen werden?

Prof. Fölsch: Es gibt Menschen, die bekommen als Prophylaxe, wenn sie eine Chemotherapie wegen einer Tumorerkrankung erhalten, permanent Medikamente gegen einen Pilzbefall.

Sie haben dann sehr wenig Pilze im Stuhl. Aber es gibt auch gesunde Menschen, bei denen der Pilznachweis im Stuhl nicht gelingt.

In der Regel hat doch alles seinen Sinn, seine Funktion, also auch Pilze und Bakterien.

Dr. Nitsche: Die Zusammenarbeit zwischen Mensch und Bakterien ist inzwischen so weit gediehen, daß wir Nutzen ziehen von den Bakterien.

Prof. Fölsch: Wenn man einen Menschen bei einer Lungenentzündung mit Antibiotika behandelt, mit Penicillin, bekommt er Durchfälle, weil die Bakterienflora gestört oder erheblich geschädigt ist. Bakterien tun also etwas Gutes, weil sie Durchfälle verhindern. Das kann man von den Pilzen nicht sagen. Wenn ich jemanden mit einem Pilzmedikament behandele, bekommt er keinen Durchfall.

Was sagen Sie, wenn ein Patient behauptet, er habe besonders viele Pilze?

Prof. Fölsch: Die Zahlen, die genannt werden, sind reine Hausnummern. Erstens gibt es keine Standardzahlen. Es ist nichts darüber bekannt, wieviel Millionen Pilze pro Gramm Stuhl ein Dreißigjähriger oder ein Fünfzigjähriger zu haben hat! Früher habe ich auch um quantitative Analysen gebeten. Das habe ich rasch aufgegeben, denn es gibt keinerlei Standards über die Pilzkonzentration im Stuhl. Zweitens gibt es keinen Standard darüber, innerhalb welcher Zeit nach der Stuhlentnahme die Bestimmung durchgeführt werden müßte. Je nach Dauer zwischen Entnahme und Bestimmung kann der Pilz sich fröhlich vermehren. Und das tut er auch. Diese Bestimmungen sind also unwichtig, nichtssagend und führen auf eine falsche Spur. Laborwerte müssen gezielt durchgeführt werden, aber nicht im Rundumschlag.

Was machen Sie, wenn ein Patient Darmbeschwerden hat?

Prof. Fölsch: Das kann ich in einem Interview gar nicht alles konkretisieren. Aber der Pilz ist nie der entscheidende Faktor. Die Beschwerden können von der Leber kommen, von der Bauchspeicheldrüse, von Tumoren, von der Essenzusammensetzung, von einer Dünn- oder Dickdarmentzündung. Man muß dies anamnestisch einbringen und fragen, ob die Beschwerden im Laufe der letzten Monate schlimmer

93

geworden sind, ob der Patient an Gewicht verloren hat, ob er Durchfälle hat. Man muß sich viel erkundigen, wobei das Viel immer weniger wird, je mehr Erfahrungen man hat. Man muß auch klären, ob psychische Ursachen vorliegen oder ob es eine organische Erkrankung ist. Die Monokausalität verbietet sich in jedem Fall. Als Herr Nitsche seinen Vortrag in Segeberg gehalten hat, sagte er unter anderem, daß er zur Vorbereitung in seinem Diaschrank nach einem entzündeten Darm suchte, der durch Pilze hervorgerufen wurde. Er fand keinen. Und ich fand auch keinen. In der ganzen Endoskopie fanden wir keinen. Das Krankheitsbild einer krankmachenden Darmmykose ist extrem selten, nicht gut dokumentiert und beruht auf Einzelfallbeschreibungen.

Es gibt bei Ärztefortbildungen und in einschlägiger Fachliteratur beeindruckende Bilder von „Pilzen im Darm".

Prof. Fölsch: Ja, das kam bei unserer Tagung in Segeberg auch vor. Da wurden einige Kollegen, die Vorträge hielten, sehr kritisch von Experten im Auditorium gefragt, wie denn diese Fotos zustande gekommen seien, wie man denn diese „kleinen Tierchen" gemacht habe.

Die Literatur nennt mehr als 70 Symptome, die durch Candida albicans hervorgerufen werden können...

Dr. Nitsche: Ich habe einiges zusammengestellt. Es fällt dabei auf, daß die Beschwerden alle sehr unspezifisch sind. Sie können die Symptome bei Magenschleimhautentzündung haben, bei einem Ulcus, bei einem Geschwür des Zwölffingerdarms, natürlich auch bei einem bösartigen Tumor. Und Sie können dieselben Beschwerden bei psychischen Veränderungen bis hin zur Depression haben. Das Problem besteht darin, diese unspezifischen Symptome einer konkreten Ursache sicher zuzuordnen. In diesem Fall also Candida. Das ist versucht worden, aber es ist nicht gelungen. Es kann auch nicht gelingen, weil das zu unspezifisch ist.

Ist die Pilzbestimmung nicht auch grotesk, weil die Stuhlqualität doch mit jeder Nahrungsaufnahme wechselt?

Prof. Fölsch: Ja, natürlich. Aber eine relativ große Anzahl von Menschen beobachtet sich sehr genau. Ein Teil der Patienten reagiert zum Beispiel bei Ärger mit Bauchschmerzen. Wenn dann gleichzeitig Candida festgestellt wird, ist es für viele einfacher, damit umzugehen, als sich selbst einzugestehen, ein Problem nicht richtig verarbeitet zu haben.

Mit der Diagnose „Darmpilze" ist offensichtlich ein riesiges Geschäft zu machen.

Prof. Fölsch: Sicher. Da wären Diäten zu nennen, Medikamente, Diagnostik, mikrobiologische Geschäfte...

Wie erklären Sie sich diese Welle der Modediagnosen?

Prof. Fölsch: Das ist mir auch aufgefallen. Das Ermüdungssyndrom (burning out) kam zum Beispiel wie eine riesige Keule aus Amerika herüber. Es wurde ein Virus vermutet. Inzwischen spricht man darüber nicht mehr. Ich kann mir vorstellen, daß es früher so etwas auch schon gegeben hat, dann eben unter anderem Namen. So wie es früher mysteriöse Therapien gegeben hat, so gab es sicher auch mystische Diagnosen.

Am enttäuschendsten ist, daß sich auch Ärzte auf diese unseriöse Schiene begeben. Es wird doch ein Geschäft mit der Angst des Patienten betrieben. Wir denken da an die teure Colon-Hydro-Therapie und andere Verordnungen.

Prof. Fölsch: Es gibt auch sehr kritische Stimmen, Kollegen, die den Mut haben, diesen Dingen entgegenzutreten. Ich denke an einen Mikrobiologen aus Münster. Er lehnt alle diese Mythen kategorisch ab.

Dr. Nitsche: Andererseits gibt es Patienten, die haben den dringenden Wunsch, daß etwas geschieht, daß sie behandelt werden. Sie erwarten, daß sich die Beschwerden nach einer Behandlung bessern. Was etwas kostet, muß nach ihrer Auffassung auch etwas nützen.

50 Prozent der Gesunden haben angeblich Candida albicans im Stuhl. Warum haben die anderen 50 Prozent keinen?

Prof. Fölsch/Dr. Nitsche: Man hat versucht, Candida nachzuweisen, hat aber keinen gefunden. Das heißt aber nicht, daß es ihn bei den Betroffenen nicht gibt. Wenn wir bei 30 Patienten über 30 Tage jeden Tag Stuhlproben messen würden, fänden wir bei jedem an irgendeinem Tag auch Pilze, die aus dem Schimmelkäse stammen könnten, den er tags zuvor gegessen hat. Das ändert sich doch jeden Tag allein durch die Nahrungsaufnahme.

Wir haben darüber keine Literatur mit gründlichen Untersuchungsergebnissen gefunden.

Prof. Fölsch: Die gibt es auch nicht.

Was ist Ihre Empfehlung, wenn Pilze vorhanden sind?

Dr. Nitsche: Wenn wir wissen, daß Pilze in die Schleimhaut hineingewachsen sind, was, wie schon erwähnt, sehr selten ist und nur schwerkranke Patienten betrifft, dann muß man entsprechend stärker behandeln. Und wenn der Pilz sich im ganzen Körper verteilt, muß man mit schweren Geschützen dagegen angehen. Das sind todkranke Menschen.

Können Sie das Wesentliche bitte noch einmal zusammenfassen?

Prof. Fölsch / Dr. Nitsche: Candida im Stuhl ist ein vieldeutiger Laborbefund, der allein nicht behandlungsbedürftig ist. Wir müssen den Beschwerden nachgehen, die der Patient hat.

Es ist die ärztliche Aufgabe herauszufinden, welche Ursachen zugrunde liegen, welche Grundkrankheit vorliegt. Da kann man nicht einfach sagen: „Das ist ein Pilz". Bei der Allerweltsdiagnose „Pilze im Darm" – gemeint ist „im Stuhl" – ist unser Rat: Nichts tun!

Das Gespräch führten Ilse Gutjahr und
Dr. phil. Mathias Jung.

Eine zweifelhafte Behauptung muß recht häufig wiederholt werden, dann schwächt sich der Zweifel immer etwas ab und findet Leute, die selbst nicht denken, aber annehmen, mit soviel Sicherheit und Beharrlichkeit könne Unwahres nicht behauptet oder gedruckt werden.

BISMARCK

Der Bazillus ist nichts –
das Terrain ist alles oder
Das Geheimnis des Lebens

Bazillen, Bakterien, Hefen, Pilze, Viren, Candida albicans, Mikroorganismen, Amoeben und andere Einzeller und Urtierchen existieren, solange es Menschen gibt. Aber nicht jeder, der damit in Berührung kommt, wird krank.

Der Kinderarzt Prof. Helmut Mommsen erwähnt, daß die Unsterblichkeit von Bakterien in den siebziger Jahren durch Heinz Dombrowski naturwissenschaftlich bewiesen wurde, „indem er in Meersalz eingeschlossene Bakterien, die (dort) 200 bis 300 Millionen Jahre geschlummert hatten, zu neuem Leben erweckte. Das ist eine der interessantesten Entdeckungen unserer Zeit, die bisher keine ausreichende Würdigung im modernen Wissenschaftsbetrieb erfahren hat."

Seit Entdeckung der Bakterien (Leeuwenhoek) steht die Wissenschaft immer noch oder immer wieder vor neuen Rätseln.

Der französische Chemiker und Mikrobiologe Louis Pasteur (1822–1895) äußerte sich: „Le bacille n'est rien, le terrain est tout". Der Bazillus ist nichts, der Nährboden ist alles. Der deutsche Hygieniker Max Pettenkofer (1818–1901) aber trieb es noch toller. Er betonte ein Leben lang, die Entstehung von Krankheiten und Seuchen sei abhängig von der Beschaffenheit der menschlichen Umgebung. Als der Bakteriologe Robert Koch (1843–1910) von einer Ägypten-Exkursion zurückkehrte und sicher war, die von dort mitgebrachten Kommabazillen seien die Ursachen der Cholera, schrieb ihm Pettenkofer: „Schicken Sie mir einige von Ihren sogenannten Cholerabazillen, und ich will Ihnen beweisen, wie harmlos sie sind." Pettenkofer schluckte zum Entsetzen seiner Augenzeugen den ganzen Inhalt der übersandten Röhre, in der Billionen dieser Tierchen wimmelten, genug, um eine ganze Kompanie damit umzubringen. Und es geschah ihm tatsächlich nichts. Ein Zeichen stabiler Gesundheit und Beweis, daß die Zusammensetzung seiner Magensäure so stimmig gewesen sein muß, daß sie die Eindringlinge sogleich vernichtete? Oder einfach nur Glück? Er äußerte: „Nicht die Keime sind die Ursache der Cholera. Das einzige, worauf es ankommt, ist die Disposition des Individuums, was man auch darunter verstehen mag!" Worauf Koch erwiderte: „Ohne den Cholerabazillus kann es keine Cholera geben." Daraufhin Pettenkofer: „Aber ich habe doch gerade Millionen Ihrer angeblich so tödlichen Bazillen geschluckt und mir nicht einmal den Magen verdorben."

Wer hatte nun Recht? Beide. Zum Entstehen einer infektiösen Erkrankung gehört der Erreger und der Organismus, der – je nach Ausgangslage – mehr oder weniger abwehrbereit ist. Die Krankheit kann nur zum Ausbruch kommen, wenn der Erreger stärker ist als die Abwehrkraft. Heute benutzt man das schöne Wort leider kaum noch, sondern spricht vom Immunsystem. Das erweckt beim Laien nur allzu rasch den Eindruck, als sei daran kaum etwas zu ändern, als sei man diesem „System" ausgeliefert. „Die Re-Interpretation des Organismus als Immunsystem fördert diese Reduktion. Als System begriffen, wird der Patient zum Verwaltungsobjekt, zum Gegenstand von multidimensionaler Diagnostik und komplexer Regelung" (Ivan Illich, „Die Nemesis der Medizin", Beck).

Bakterien sind die Grundlage allen Lebens. Ohne sie wäre ein Leben auf der Erde nicht vorstellbar und wir Menschen gar nicht lebensfähig. Sie sind ubiquitär, kommen also überall vor. Bei jedem Kuß tauschen Liebende Millionen Bakterien aus. Keine Berührung, kein Handschlag, keine Speise ohne Bakterien. Diejenigen, die als Krankheitserreger eine Rolle spielen, machen jedoch nur einen geringen Anteil unserer symbiontischen Lebenswelt aus. Unter Symbiose ist das innige Zusammenleben ungleichnamiger Organismen zu verstehen. Diese Auslegung stammt von Anton Heinrich de Bary (1879). Er hat ausdrücklich den Parasitismus als die „bekannteste und exquisiteste Erscheinung der Symbiose" mit einbezogen. In diesem Sinne ist auch die Symbiose des Menschen mit Mikroorganismen zu sehen.

Die Entdeckung der Bakterien als Krankheitserreger war natürlich segensreich und führte zu großartigen Erfolgen im medizinischen Bereich – im Bereich der Notfallmedizin. In der Chirurgie hatte dies zum Beispiel die Asepsis zur Folge. Man denke nur an den ungarischen Gynäkologen Ignaz Philipp Semmelweis (1818–1865).

Die meisten Ärzte seiner Zeit taten den Verdacht, Kindbettfieber entstünde durch Infektion, als nutzlose Theorie ab. Semmelweis ließ sich nicht beirren, sammelte Fakten und analysierte die Zustände in der geburtshilflichen Abteilung des Allgemeinen Krankenhauses in Wien. Er stellte fest, daß die hohe Sterblichkeitsquote – bis zu 20 Prozent – in dem Kreißsaal zu verzeichnen war, in dem die Medizinstudenten ausgebildet wurden. Im Kreißsaal, der zum Unterricht der Hebammen diente, lag die Todesrate erheblich niedriger (unter 3 Prozent). Es fiel ihm auf, daß Ärzte und Studenten aus dem Anatomiesaal kamen, wenn sie zur Untersuchung der Wöchnerinnen gingen.

Sein Verdacht verstärkte sich, als er die Ergebnisse der Obduktion eines Kollegen sah, der an einer Skalpellwunde verstorben war, die er sich bei Autopsie einer an Kindbettfieber verstorbenen Frau zugezogen hatte. Die Organe des Kollegen wiesen die gleichen Veränderungen auf wie diejenigen der Wöchnerinnen, die nach Infektionen gestorben waren.

Semmelweis forderte strengste Desinfektion der Hände der untersuchenden Ärzte und Studenten vor Betreten der Klinik bzw. der betreffenden Station. Nach jeder Untersuchung hatten sie die Prozedur zu wiederholen. Die Sterbequote sank innerhalb weniger Monate auf 1–2 Prozent.

Auf Grund persönlicher Intrigen wurde Semmelweis scharf vom Personalverwalter kritisiert und in seine Schranken verwiesen. Man stufte ihn im Rang zurück und beschnitt seine Privilegien am Krankenhaus derart, daß er nach Budapest zurückkehrte.

Dort ging die Sterblichkeit der Frauen dank

seiner Verdienste merklich zurück. „Semmelweis gebührt das Verdienst, als erster ein stati-
stisch geprüftes Verfahren der Asepsis (der
Fernhaltung von Keimen vom Patienten) entwickelt zu haben, noch ehe es überhaupt eine
Theorie über Krankheitskeime gab."

Als zehn Jahre später sein Buch über die
Prophylaxe des Kindbettfiebers erschien, nahm
die Fachwelt kaum Notiz davon. Virchow
stellte sich sogar gegen ihn. Die Gleichgültig-
keit und Ablehnung seiner Kollegen „trieben
den brillanten, gefühlsbetonten und sensiblen
Mann schließlich in den Zusammenbruch. Man
wies ihn in eine Irrenanstalt ein, wo er 1865 an
einer Blutvergiftung starb – praktisch derselben
Art von Krankheit, der jene Frauen zum Opfer
gefallen waren, die er zu retten versucht hatte."
(Quelle: „Die Geschichte der Medizin im Spiegel der Kunst", DuMont).

Nach Entdeckung und Erforschung der Bakterien ging man gezielt und erfolgreich zur
Bekämpfung von Seuchen und Infektionskrankheiten mit Medikamenten vor.

Jedoch wollen wir nicht verschweigen, daß
die unglückliche Entwicklung der Medizin zur
rein chemisch-analytischen Betrachtungsweise
und Symptombehandlung nicht zuletzt durch
die einseitige Beurteilung der Mikroben als

Krankheitserreger untermauert wurde. Man setzte stillschweigend die Unterdrückung der Symptome mit Gesundheit gleich.

Gesundheit entsteht jedoch niemals durch Unterdrückung von Krankheits-Symptomen. Gesundheit kann auch nicht nur – gemäß der Weltgesundheitsorganisation – als vollkommenes körperliches, geistiges und psychisches Wohlbefinden definiert werden. Gesundheit ist mehr. Gesundheit kann nur in inniger Verbundenheit mit einer intakten Natur und Umwelt erreicht werden. Wasser, Luft, Boden und natürlich eine vollwertige, vitalstoffreiche, vegetarische Ernährung sind die entscheidenden Faktoren.

Die Lösung der Schulmedizin von einer ganzheitlich orientierten kausalen Betrachtungsweise hin zum analytischen Denken brachte auch eine radikale Änderung im Bereich der Ernährung mit sich.

Russel M. Wilder, Dekan der medizinischen Fakultät von Chicago, äußerte sich bereits 1931 in einem Vortrag zur Ernährungssituation wie folgt: *„Das diätetische Wissen der Ärzte ist kaum besser als das der Laien. Reklame und Propaganda der Lebensmittel-Industrie haben von den Forschungsergebnissen einen gewissenlosen Mißbrauch gemacht, wodurch sich viele*

Ärzte in die Opposition treiben ließen, einige wider besseres Wissen. Die Ärzte sind auch für bevollmächtigte Lehren unempfänglich. Der Ärztestand hat sich vom Thema der Ernährungstherapie abgewendet. Sie haben die Vitaminlehre ins Lächerliche gezogen, wollen nicht zugeben, daß das Leben gewöhnlicher Alltagsmenschen durch Vitamin- oder andere Mängel gefährdet sei. Zustände leichter oder in Entstehung begriffener Avitaminose lehnt man einfach ab. Die Schlußfolgerungen ernsthafter Ernährungsforscher bleiben unbeachtet, und Diätetiker, die sich um die praktische Auswertung bemühen, werden öffentlich gebrandmarkt." Er forderte damals Unterricht auf dem Gebiet der Ernährung für alle Ärzte.

Würde seine Ansprache heute wesentlich anders ausfallen? Wohl kaum.

Kenntnisse über Ursachen, Verhütung und Heilbarkeit ernährungsbedingter Zivilisationskrankheiten wird auch heute Medizinstudenten noch nicht vermittelt. Ein bis zwei Vorlesungen über die herkömmliche Ernährungslehre (überholte Kalorienlehre) sieht die Schulmedizin als ausreichend an.

133 Milliarden Mark jährliche Kosten für ernährungsbedingte Zivilisationskrankheiten sind nicht nur ein ökonomisches Problem, son-

dern eine furchtbare Anklage gegen alle, die für eine wahrheitsgemäße Aufklärung zuständig wären. Die Informationen, die die offiziellen Gesundheitsbehörden und Beauftragten geben, sind unzureichend und teilweise bewußt irreführend. Solange die Nahrungsmittelindustrie auf diese Aufklärung Einfluß nehmen kann und darf, wird weder für den Patienten noch die weiter steigende Kostenspirale Besserung eintreten.

Das fehlende Wissen um die wirklichen Krankheitsursachen führt zu grotesken Fehldiagnosen, wie sie im Augenblick zum Beispiel als „Darmverpilzung", „Candida albicans" oder ganz allgemein als „Mykose" grassieren.

Krankheiten haben Ursachen. Ein Pilz kann niemals die Ursache sein, so wenig wie die Treppe Ursache der Knieschmerzen ist, wenn diese beim Treppensteigen auftreten. Der Rat, das Begehen der Treppe zu vermeiden, ist wenig hilfreich. Man muß eine exakte Diagnose machen und die Ursachen der Kniebeschwerden herausfinden, um diese dann zu behandeln.

Wird die Diagnose „Pilze im Darm" gestellt, gilt es, die Ursachen der Beschwerden, die Sie zum Arzt geführt haben, herauszufinden. Eine Verordnung von Breitbandantimykotika ist wenig sinnvoll. Wird der angeblich zu stark vorhandene Pilz dadurch vorübergehend eingedämmt, tritt er nach Absetzen des Medikaments (zum Glück) wieder auf, denn er ist ja nicht die Ursache. Da jeder Mensch Hefe, Bakterien, Pilze, Candida albicans und zahlreiche andere Mikroorganismen im Darm (Darminhalt) hat, ist die Diagnose „Pilze im Darm" ein Zeichen dafür, daß der Arzt oder Heilpraktiker eigentlich nicht weiß, woher die Beschwerden kommen – also eine unbrauchbare Scheindiagnose. Diese Pilze sind auch kein neues „Phänomen", wie manche „Pilz-Autoren" schreiben, sondern eher die Art, wie man sie auf hypochondrisch anmutende Weise beurteilt.

Der Traum von der Keimfreiheit

Die Notwendigkeit der Asepsis, der Keimfreiheit zur Vermeidung einer Infektion, bei Untersuchungen und Operationen, bis hin zur Antisepsis, Vernichtung von Infektionserregern in Wunden, wird kaum jemand anzweifeln.

Die Notwendigkeit des Zusammenlebens, der Symbiose, mit Mikroorganismen, scheint jedoch noch immer ein weites Feld zu sein, dessen Beackern man sträflich vernachlässigt hat.

Denken Sie, liebe Leser, noch an die Pressemeldungen, die Mitte der achtziger Jahre ihren Anfang nahmen? „Warnung vor Rohmilchkäse" konnte man lesen, da er angeblich gefährliche krankmachende Keime enthalte, sogenannte Listerien. Immer wieder tauchen seitdem diese Meldungen auf. Beim Verbraucher bleibt Unbehagen und Unsicherheit zurück, denn ... nichts Genaues weiß man ... also wird der Käse vielleicht lieber doch nicht gekauft?

Listerien sind Stäbchenbakterien, die von dem englischen Arzt Sir Joseph Lister (1827 bis 1912) entdeckt und nach ihm benannt wurden.

Lister war als Chirurg mit dem Problem der Wundinfektion konfrontiert.

Listerien sind ubiquitär, kommen also überall vor, nicht nur in Käse, Milch, Gemüse, Hackfleisch, sondern überall in der Natur in Abwässern, bei Gärungs- und Zersetzungsprozessen. Sie gehören aber auch zu den natürlichen Bewohnern im Kot von Mensch und Tier. Bei der Panikmache vor Listerien hätte man in Konsequenz auch vor allen Fleisch- und Wurstwaren warnen und alle Nutztiere und Haustiere töten müssen, um der Plage Herr zu werden.

Erkrankt jemand an Listeriose, ist der Verlauf in der Regel harmlos wie bei einem banalen Infekt. Der Bazillus ist jedoch nicht die Ursache, sondern die Abwehrschwäche des Menschen, hervorgerufen durch Fehlverhalten. Man könnte auch sagen: Gebrauch stärkt, Nicht-Gebrauch schwächt. Das bedeutet, daß auch das sogenannte Immunsystem, die Abwehr des Organismus, trainiert werden muß. Menschen unserer Tage, die der übertriebenen Hygiene mehr Zeit widmen als der echten Gesundheitsvorsorge, scheinen im Umgang mit unseren geselligen Mitbewohnern, den Bakterien, immer weniger geübt. Die industriell vorgefertigte Nahrung wird durch Konservieren und Präparieren immer steriler und keimfreier. Besonders deutlich kommt dies durch die gesundheitsschädliche Lebensmittel-bestrahlung zum Ausdruck. Sie wird von den Befürwortern mit dem Argument vertreten, Verderbnis und krankmachenden Erregern vor-zubeugen.

Als ich (Dr. M. O. Bruker) in Tübingen, Wien und Berlin Medizin studierte, berichteten die Professoren uns Studenten bereits in den zwanziger Jahren vom Versuch, Tiere keimfrei aufzuziehen. Diese gingen trotz reichlicher Nahrungsaufnahme zugrunde. Erst als man ihrem Futter Bakterien zufügte, konnten die Tiere am Leben erhalten werden.

Uns Ärzten wird täglich vor Augen geführt, daß Kinder, die peinlich sauber gehalten wer-den, deren Mütter am liebsten Kind und Kin-derzimmer, Spielzeug sowie Kleidung täglich mit Desinfektionsmitteln reinigen möchten, wesentlich anfälliger sind, als die „naturbelas-senen", die sich auch mal im Dreck wälzen dürfen.

Seitdem Bakterien entdeckt sind, werden sie bekämpft, und zwar auf verhängnisvolle Weise, so daß krankmachende und nicht krankma-chende gleichermaßen vernichtet werden. Jeder biologisch arbeitende Landwirt weiß, daß er in der Natur nichts ausrotten darf, weil das ein ökologisches Ungleichgewicht zur Folge hat. Es ist erwiesen, daß der Boden nicht einmal umgegraben, sondern nur aufgerissen werden sollte, um das Bodenleben nicht zu stören. Die Bakterien in den tiefer liegenden Schichten haben andere Aufgaben als die in und an der Erdoberfläche vorkommenden. Im Erdreich sind natürlich auch Listerien vorhanden. Sie treten dort auf, wo sie eine feucht-warme Umgebung vorfinden, sind aber auch noch bei 5 bis 10 °C vermehrungsfähig. Listerien sind also genauso gefährlich oder ungefährlich wie Grippebazillen. Die sogenannte Grippe ist ja meistens gar keine echte Influenza, sondern ein relativ harmloser Infekt mit Schnupfen, Husten oder/und Fieber. Nur in Ausnahmefällen kann es zu einem schweren Verlauf mit Todesfolge kommen.

Man muß sich also fragen, wer hinter dem Listerienrummel steckt. Was soll damit bezweckt werden? Schlußendlich ging der Verkauf von Rohmilchkäse zurück. In der Schweiz wurde er sogar verboten. Das wiederum dürfte die übliche Milchwirtschaft gefreut haben, deren Produkte ja nur aus pasteurisierter oder hocherhitzter Milch hergestellt werden.

Die Sensationsmeldung „Warnung vor Rohmilch" verbreiteten Fernsehen und Presse im Februar 1995 massiv. Die Verunglimpfungskampagne lief geplant, gezielt und schnell ab. „Ärzte warnen vor Bio-Milch", „Keimbombe im Kuhstall", „Killerkeime in der Milch", „Tausende Kinder erkranken, viele sterben". Die Rohmilch wurde bundesweit zum Bakterienpfuhl erklärt. Escherichia coli (EHEC) sollten die Verursacher sein. Sie gehören zu den Colikeimen, von denen es Tausende verschiedene Varianten gibt. Diese Bakterien kommen – genauso wie Listerien – überall in unserer Umwelt vor, verstärkt auch im Darm von Mensch und Tier. Auf Grund dieser Panikmeldung ließ die Veterinär- und Lebensmittelüberwachung in großem Stil Rohmilch und Fleisch untersuchen. Jeder zweite Bauernhof, der Milch ab Hof verkauft, wurde überprüft. Ergebnis: In Nordrhein-Westfalen wurden in mehr als 1000 untersuchten Proben keine EHEC nachgewiesen.

Als Fazit aus den Untersuchungen zog das Umweltministerium des Landes, daß EHEC bei weitem nicht die Bedeutung zukommt, wie die hochgeputschten Presseberichte vermuten ließen.

Empörend daran ist, daß dieselben Institutionen, die vor dem Genuß von Rohmilch warnen – nämlich die Deutsche Gesellschaft für Ernährung (DGE) und die Milchwirtschaft –, die minderwertige und ungesunde, aber „bakterienfreie" H-Milch anpreisen. Die Panikmeldungen trieben zahlreiche Bauern, die Rohmilch und Produkte daraus anbieten, in eine Existenzkrise. Eine Richtigstellung dieser Falschmeldungen erfolgte bis heute in der Öffentlichkeit nicht.

Die Deutsche Gesellschaft für Ernährung (DGE) hält sich mit Kritik an den Produkten der Nahrungsmittelindustrie nicht nur zurück, sondern betreibt dafür indirekt und direkt Werbung. Kindern vor dem 2. Lebensjahr, so die DGE, sollte keine Rohkost gegeben werden „wegen der durch Erhitzung bedingten geringeren Verkeimungsgefahr". Was die Milch betrifft, empfiehlt sie für Säuglinge und Kinder aller Altersgruppen in unverantwortlicher Weise auch H-Milch.

Diese Vorstellungen der DGE sind ein Beweis für deren mangelnde Erfahrung auf dem Gebiet der Ernährung. Das Forschungsinstitut für Kinderernährung schließt sich den Empfehlungen der DGE an. Auch der Informationskreis sichere Kinderernährung teilt die Auffassung der DGE. Die Kritik an den Produkten der Nahrungsmittelindustrie und der

Milchwirtschaft bleibt aus. Die Verknüpfung der DGE mit bestimmten Wirtschaftsgruppen läßt dies offensichtlich nicht zu.

H-Milch für Säuglinge und Kinder aller Altersgruppen zu empfehlen, ist unverantwortlich. Sie wird auf ca. 150 Grad erhitzt, in der Folge das Eiweiß denaturiert, Vitamine und Enzyme in ihrer Wirksamkeit beeinträchtigt bzw. zerstört. Man kann sie nur noch als „totes" Gebilde bezeichnen. Der Verzehr ist strikt zu meiden.

Rohmilch jedenfalls wird seit dem Sieg der Bakteriologen, Milchhygieniker und hochdotierten „milchwissenschaftlichen" (milchwirtschaftlichen!) Lehrstühle mit „schmutzig" und „krankmachend" assoziiert. Daß gerade der Nationalsozialismus mit seinen Begriffen der „Rassenhygiene" den Reinheitsimperativ auch auf die Milch ausdehnte, liegt auf der Hand. Andrea Fink zitiert unter anderem ein Lehrbuch der Milchwirtschaft des Jahres 1937, in dem der Autor Franz Lauterwald betont: „Es ist eben nicht jedermanns Geschmack, mit der gewöhnlichen Rohmilch eine lebende Kultur von Mikroben zu genießen, die bei der üblichen Art der Milchgewinnung im bäuerlichen Betrieb von der Haut und den Haaren des milchgebenden Tieres sowie von den Händen des

Melkers und der Stalluft auf die frisch ermolkene Milch herabfallen.«

Mit dem gleichen Recht könnte man das Handlesen der Weintrauben im Herbst oder das Anrichten der Speisen mit der bloßen Hand als „schmutzig" und „bakteriell gefährlich" bezeichnen. Warum denn nicht gleich ein Kondom vom Scheitel bis zu den Zehen überziehen?!

Andrea Fink konstatiert: „Bakterien werden zu den a priori (von vornherein) störenden und daher zu beseitigenden bzw. zu vermeidenden Verunreinigungen und potentiellen Krankheitserregern erklärt. Sauberkeit und Keimfreiheit werden als Ziele formuliert, um eine ‚Rationelle Milchwirtschaft' aufzubauen." Und: „Im wissenschaftlichen Leitbild der weißen, sterilen Milch drückt sich nicht nur das Kontrollbedürfnis einer bestimmten Gruppe, d.h. männlicher Wissenschaftler und Hygieniker, gegenüber der als bedrohlich weiblich empfundenen Milch aus, sondern auch ein allgemein gestiegenes gesellschaftliches Kontrollbedürfnis." (Quelle: „Von der Bauernmilch zur Industriemilch. Zur Entwicklung und Funktion der Qualitätsnormen bei Milch") Ausführliches zum Thema Milch in Dr. M. O. Bruker/Dr. phil. Mathias Jung „Der Murks mit der Milch" (emu).

Ex-Polizist erteilt ärztliche Ratschläge

In der Verbandszeitschrift des Bundesverbandes Neurodermitiker „neurodermitis" 11/1996 erschien ein Artikel des Verbandsvorsitzenden unter der Überschrift „Darum wirkt der Kanne Brottrunk". Am 13. 1. 1997 schrieb uns dazu ein Leser:

Sehr geehrter Herr Dr. Bruker,
sehr geehrte Damen und Herren,

bis dato hielt ich den Vorsitzenden für eine loyale Person im Dienste der im Bundesverband organisierten Hauterkrankten. Doch durch diese lobbyistische Werbekampagne für „Kanne Brottrunk" ist er bei mir in Ungnade gefallen.

Das ist aber nicht der Grund dieses Schreibens. Vielmehr beunruhigen mich die markierten Absätze über den Verzehr von tierischem Eiweiß und Frischkost.

Als überzeugter Leser der von Dr. Bruker u. a. verfaßten Schriften, Vegetarier und Verköstiger des Frischkornbreies bin ich durch diese Behauptung irritiert.

119

Ich vertraue auf das ganzheitliche Konzept der modernen Ernährungslehre und bitte Sie, als Verfechter dieser, um Wahrheiten in Bezug auf den Verzehr rohen Getreides. Als Laie kann ich die chemischen Prozesse im Darm leider nicht beurteilen.

Ich würde mich über eine Erläuterung der Sachlage durch eine kompetente Person freuen.

Mit freundlichen Grüßen
K. W.

Behauptung:

In dem erwähnten weitschweifigen Werbeartikel schlußfolgert der Verbandsvorsitzende, daß für den Menschen auf Grund seiner Darmlänge „eigentlich nur eine Mischkost" in Frage kommt, die zu etwa 20 bis 30 Prozent aus tierischer Nahrung bestehen sollte. Unbestritten ist, so der Schreiber, daß vorübergehend der Verzicht auf tierische Eiweiße und Fette von Vorteil sein kann. *„Gleiches gilt für die reine Rohkost."* Sie sollte jedoch *„nach 3 bis 6 Mona-*

ten wieder zurückgeführt werden in eine Form der gekochten Mahlzeit (einmal täglich)". „Viel schlimmer schätze ich das Konsumieren von rohem Getreide ein, was heute als ‚Heilnahrung‘ von einigen Ernährungspäpsten in Deutschland empfohlen wird. Jeder engagierte und erfahrene Bäcker weiß, daß Getreide nur in gebackener Form seine Nährstoffe freisetzt und daß der Verzehr von rohem Getreide zu Darmverpilzungen führt, daß im Verstoffwechseln Fuselalkohole, die die Leber belasten, freigesetzt werden, und letztlich das unausgebeutete Korn durch die Kleie, die das Korn umschließt, eine Art Zellulose mit sich bringt, die völlig unverdaulich ist, die erheblich die chemischen Spritzmittel wie Pestizide eingelagert hat, und keinerlei Nährwert hat."

Kommentar:

Was der Herr Vorsitzende gegen den Verzehr von Rohgetreide vorbringt, ist grober Unfug.

Erstens: Kohlenhydrate werden bereits im Mund durch das Enzym Ptyalin (Amylase) vorverdaut. Das Einweichen des geschroteten Getreides bewirkt ebenfalls enzymatische Veränderungen.

121

Zweitens: Die Bezeichnung „Darmverpilzungen" ist irreführend und falsch. „Pilze im Darm" gibt es allenfalls bei Schwerkranken und Sterbenden. Vermutlich hat der Verbandsfunktionär seine Kenntnisse derzeitigen Pressemeldungen entnommen, die man als „Darmpilzrummel" bezeichnen muß.

Drittens: Auch das Gerücht von „Fuselalkoholen" durch Frischkost, in diesem Fall Getreide, wird immer wieder in die Welt gesetzt. Die Aussage ist schon deshalb grotesk falsch, weil sie beim Leser den Eindruck erweckt, als sei die Leber – wie bei einem Alkoholiker – durch im Körper entstehenden Alkohol belastet, wenn frisches Getreide bzw. Frischkost verzehrt wird. Was für ein Dummkopf muß der Schöpfer sein, daß er daran nicht gedacht hat!

Alkohole sind Kohlenstoff-Wasserstoff-Verbindungen. Sie kommen nicht nur in der Natur vor, sondern auch im menschlichen (und tierischen) Körper. Ein Bestandteil wichtiger Nervensubstanzen ist zum Beispiel ein Aminoalkohol, ein anderer kommt im Nierengewebe vor. Cholesterin, Östradiol, Testosteron usw. sind ebenso Alkohole wie manche Kohlenhydrate u.a. Einige Alkohole treten logischerweise auch im Stoffwechselgeschehen in Erscheinung, haben aber keine belastende Wirkung.

Man kann heute chemisch (fast) alles nachweisen und – je nach Absicht – als Nachteil auslegen. So gibt es von der Natur vorgesehene Stoffe in jeder Frucht und in jedem Lebensmittel, die der Chemiker – isoliert betrachtet und isoliert hergestellt – als schädlich bezeichnen könnte.

Viertens: Selbstverständlich stehen die Nährstoffe des Getreides (Eiweiß, Fett, Kohlenhydrate) auch in unerhitztem Zustand dem Organismus zur Verfügung und sind verwertbar.

Fünftens: Auch Zellulose wird mit Hilfe von Zellulasen verdaut. Zellulose-spaltende Bakterien kommen im Darm von Mensch und Tier in großen Mengen vor. Durch sie wird zum Beispiel Zellulose in Zucker verwandelt.

Sechstens: In diesem Zusammenhang auf toxische Substanzen aus chemischen Spritzmitteln im ganzen Getreidekorn zu reflektieren, ist unsachlich, dürften wir doch dann nicht mehr atmen und essen. Mit jedem Atemzug und jeder anderen Nahrung nehmen wir belastende Rückstände auf. Der Kranke, der eine sogenannte Neurodermitis hat, bekommt sie nicht durch Rückstände im Getreidekorn.

Siebtens: Neurodermitis ist eine Stoffwechselstörung, hervorgerufen durch Fehlernährung. Auslöser können Belastungen anderer Art sein. Dies ist aber kein Spezifikum bei Neurodermitis, sondern jede Lebensbelastung ist in der Lage, jede Krankheit zu verschlimmern.

Fazit: Der heutige Frischkornbreikritiker hat den Bundesverband Neurodermitiskranker gegründet und als Vorsitzender durch seinen engagierten Einsatz bekannt gemacht. Wenn er jedoch als Ex-Polizist ärztliche Ratschläge erteilt und die Therapieempfehlung erfahrener Ärzte herabsetzt, schießt er weit über das Ziel hinaus; er mißbraucht seine Position.

Es paßt natürlich nicht in das Konzept des Verbandes, die Tatsache zur Kenntnis zu nehmen, daß die Lösung der Probleme primär in der Richtigstellung der Ernährung liegt. Der von ihm betriebene Aufwand wäre dann nicht mehr gerechtfertigt und ein einseitiger Werbeartikel, wie der für die Firma Kanne, nicht zulässig.

Ist der Mensch ein Allesesser?

Auf Grund der vorausgegangenen Behauptung über den „Mischesser" Mensch nutzen wir die Gelegenheit für einen kleinen Exkurs in die Vergangenheit.

Wer sich ernsthaft mit der vegetarischen Frage befaßt, wird sich von der Aussage „der Mensch ist ein Allesesser" distanzieren. Der Begriff „Mischesser" oder „Allesesser" wird immer wieder im Zusammenhang mit der Beurteilung der Gebißfunde von Primaten (höchstentwickeltes Säugetier) und Hominiden (Familie der Menschenartigen) gebraucht. Er ist irreführend, denn deren Gebisse sind bis heute hochspezialisiert auf Zerkleinerung von Früchten, Nüssen und Wurzeln.

Der Ramapithecus lebte vor etwa 15 Millionen Jahren als Savannen- und Steppenbewohner. Er gilt als direkter Vorfahre des Menschen und ernährte sich vorwiegend von Pflanzen. Sein Gebiß zeigt die dem menschlichen Gebiß eigenen Merkmale auf.

Ähnliches gilt auch für den Vormenschen der Gattung Australopithecus, der vor etwa vier bis 0,7 Millionen Jahren lebte. Auch hier kam es auf Grund von Fehldeutungen zu der Auffassung, er sei Fleischesser gewesen. Knochenfunde und Höhlenmalereien sollen dies beweisen. Diese Betrachtungsweise muß als überholt angesehen werden, denn sie beruht ebenfalls auf Fehlinterpretationen. Beispielsweise berichtet Breidenbach, daß man in der Drachenhöhle bei Nixnitz in der Steiermark Skelette von etwa 50 000 Bären fand. Dies schien die Aussage, die Steinzeitmenschen seien Fleischesser gewesen, zu bestätigen. Es wurde jedoch nicht bedacht, daß diese Höhle über hunderttausend Jahre benutzt wurde, vermutlich als Schlacht- und Lagerplatz.

Berücksichtigt man dies, ergibt die Hochrechnung, daß eventuell alle zwei Jahre ein Bär zur Strecke gebracht wurde.

Der Entwicklung zur Gattung Homo vor etwa drei Millionen Jahren folgte der Homo erectus (der aufrecht gehende Mensch) und ihm der Mensch der heutigen Zeit, der Homo sapiens. Es gibt ihn seit etwa 450 000 bis 300 000 Jahren. „Die weltweite Verbreitung findet der Mensch als Homo sapiens (Jetztmensch) seit etwa 60 000 Jahren" (Breidenbach).

Die Beobachtungen noch existierender Naturvölker, die nicht von der Zivilisation beeinflußt wurden, lassen den Schluß zu, daß die Behauptung, die Menschen seien schon in der Steinzeit Jäger und Sammler gewesen, falsch ist. Die Jagd ist dort ein hochbedeutsames Ritual. Der Autor Schmidtbauer: „In beiden Kulturen (Eskimos und Buschmänner) dreht sich die Mythologie vor allem um die Jagd."

Ernährt haben sich die Menschen jedoch von dem, was sie in unmittelbarer Nähe ohne Gefahr sammeln und verwenden konnten. Die pflanzliche Kost war die Basis. Wäre Fleisch das Grundnahrungsmittel gewesen, hätte man bald mit dem Aussterben unserer Vorfahren rechnen müssen, denn die Jäger waren oft tage- und wochenlang unterwegs, um das Tier zu fangen bzw. zu erlegen. Das Sammeln von Pflanzen konnte jedoch problemlos „vor der Haustür" stattfinden.

Schmidtbauer: „Der Archäologe Jim Deetz hat schon 1960 an seinen Kollegen kritisiert, daß sie die Bedeutung pflanzlicher Nahrung gröblich unterschätzt hätten." Daß bei den archäologischen Funden dafür keine Beweise vorlagen, bedeutet ja lediglich, daß Spuren der Pflanzen nicht mehr auffindbar sind. Pflanzen verfaulen, lösen sich auf, sind nicht mehr nachweisbar. Knochen dagegen können Jahrtausende überdauern.

Was zahlreiche Forscher bewegt, kann hier nur angedeutet werden.

An dem Gebiß des heutigen Menschen läßt sich jedenfalls nicht beweisen, daß er ein Fleischesser ist. Es zeigt dieselben Merkmale wie das der Vorfahren vor etwa 15 Millionen Jahren: kurzer Kiefer, kleine Eckzähne, abgerundeter Zahnbogen. Es war und ist als „Greifwerkzeug" ungeeignet und weist den Menschen als Pflanzenesser aus.

Extreme Lebensgewohnheiten wie die der Eskimos können nicht als Beweis für den Fleischverzehr herangezogen werden. Sie leben unter härtesten Bedingungen, immer am Rande des Existenzminimums. Die Lebenserwartung ist gering.

Bei der immer wieder diskutierten Frage, ob der Mensch ein Allesesser oder zumindest ein Mischesser sei, geht es in der allgemeinen Presse überwiegend darum, den Vegetarismus in Frage zu stellen. Obwohl die ernährungsbedingten Zivilisationskrankheiten immense Kosten verursachen, darf das „goldene" Kalb – sprich der wirtschaftliche Aspekt – nicht geschlachtet werden. Und nur darum geht es, denn die Fleischindustrie ist eine finanzstarke Lobby. Deren „Feind" ist der Vegetarismus.

Eine vegetarische Vollwertkost enthält alles,

was der Körper zur Gesunderhaltung benötigt. Es kann dabei kein Mangel irgendwelcher Art auftreten, auch wenn dies immer wieder behauptet wird. Durch den Verzehr von zu viel tierischem Eiweiß – Milch, Quark, Käse, Fleisch, Wurst, Fisch und Ei – entstehen aber nachweislich massive Gesundheitsstörungen.

Fleischverzehr. Ja oder Nein? Wissenschaftlich ist schon seit Jahrzehnten geklärt, daß alle Pflanzen alle essentiellen Aminosäuren enthalten, sie sind vollwertige Eiweiße. Tierisches Eiweiß ist also unnötig.

Bleibt noch die Ethik und die Moral. Und die sollte jeder überprüfen. Wir haben eine Pflicht nicht nur gegenüber uns selbst, sondern auch gegenüber den Tieren und allen anderen Mitgeschöpfen. Auf die sollten wir uns besinnen.

Tiere sind meine Freunde,
und meine Freunde esse ich nicht.

GEORGE BERNARD SHAW

Unsere Toleranz wird getestet,
wenn wir in der Mehrheit sind.
Unser Mut wird getestet, wenn
wir in der Minderheit sind.

RALPH W. SOCKMANN

Noch Fragen?

Symbioselenkung

Was ist von der Symbioselenkung zu halten?

Es gibt Pro-Symbioflor, das sind abgetötete Bakterien. Symbioflor 1 sind lebende Streptokokken, die zur Ansiedlung im Nasen-Rachen-Raum gedacht sind. Symbioflor 2 sind lebende Colibakterien, wie sie normalerweise im Dickdarm vorkommen. Bei der Einnahme über den Mund werden sie im Magen und Dünndarm vernichtet, sind als Krankheitserreger also unwirksam. Wenn man den Dickdarm mit Colibakterien besiedeln will, muß man sie in Form von Kapseln (z. B. Mutaflor) zu sich nehmen, die sich erst im untersten Dünndarm auflösen und dadurch lebend in den Dickdarm gelangen.

Die sogenannte Symbioselenkung ist auf die Dauer ohne Erfolg, wenn nicht die Nahrung entsprechend geändert wird.

Diese Auskunft gab ich (Dr. Bruker) Ende der achtziger Jahre in der Zeitschrift „Der Gesundheitsberater" und vertrete sie immer noch. Die Firma Symbio Pharm (Herstellung pharmazeutischer Spezialitäten, also auch Symbioflor) reagierte prompt mit einem kritischen Schreiben vom 19. 9. 88. Am 21. 3. 1991 drohte mir gar der Prokurist (!) der Firma, juristische Schritte gegen mich einzuleiten, falls ich meine Aussage nicht widerrufen würde, da sie gegen deren Präparat Symbioflor 2 ganz gezielt diskriminierend sei.

Meine Antwort vom 5. 4. 1991:

Herrn
Peter Eilbert
Prokurist
Symbiopharm
Postf. 1765
6368 Herborn-Hörbach

5. 4. 91
Dr. MOB/wö

Sehr geehrter Herr Eilbert,

ich bitte Sie freundlichst, aufgrund Ihres Schreibens vom 21. 3. 91 eine Klage gegen mich vor Gericht anzustrengen. Dies wird die Öffentlichkeit sehr interessieren. Denn dann wird streng wissenschaftlich der Unterschied zwischen der Wirkung von lebendigen Bakterien und den Inhaltsstoffen der

Bakterienleiber in der Allgemeinheit klar. Ich werde auch weiterhin behaupten, daß Bakterien durch die Verdauungssäfte zerstört werden, weil es dafür exakte wissenschaftliche Untersuchungen gibt. Auf der anderen Seite habe ich nie behauptet, daß getötete Bakterien wirkungslos seien, sondern nur darauf hingewiesen, daß die Bakterien nicht lebendig im Dickdarm ankommen. Die Wirkung ist dieselbe, ob man abgetötete Bakterien einnimmt oder lebendige, denn sie verlieren in den fünf Metern Dünndarm und im Magen ihre Lebendigkeit. Wie stellen Sie es sich vor, daß ein Arzt von Firmen, die Arzneimittel herstellen, beklagt wird, wenn er mitteilt, daß das Medikament nicht gewirkt hat oder der Patient durch Nebenwirkungen Schaden genommen hat. Versuchen Sie doch mal, gegen diese ärztlichen Aussagen einen Prozeß anzustrengen. Ich möchte Sie direkt dazu auffordern.

Mit vorzüglicher Hochachtung
Dr. M. O. Bruker

Soor

Handelt es sich bei Soor um einen Pilz? Unsere Tochter ist 8 Wochen alt, wird voll gestillt, hat aber seit einigen Tagen einen weißen Belag im Mund.

Bei Soor handelt es sich um einen Pilz, nämlich Candida albicans. Gegenfrage: Wie geht es dem Kind? Trinkt es? Fühlt es sich wohl? Bei dem weißen Belag handelt es sich meist um Nahrungsreste, in diesem Fall Muttermilch, die das Kind nicht geschluckt hat. Da es durch entsprechende Kaubewegungen und gröbere Speisen die Mundhöhle noch nicht reinigt, verbleiben diese Reste, die aber harmlos sind. Stören sie, können sie mit einem sauberen Tuch entfernt werden. Sitzt der Belag fest auf der Zunge und der Mundschleimhaut, ist das homöopathische Mittel Borax D3 oder D4 in Tropfenform angezeigt. Am besten befragen Sie einen homöopathischen Arzt.

Intimpflege

Was halten Sie von Intimpflege als Vorbeugung gegen Pilz?

Mit einer Intimpflege kann man einem Pilz nicht vorbeugen, mit übertriebener Körperhygiene im Intimbereich jedoch zum Beispiel ein Ekzem unterhalten oder sogar hervorrufen. Von Intim-Sprays, Desodorantien, präpariertem Toilettenpapier, präparierten Tampons usw. ist abzuraten. Die Scheide ist mit natürlichen Bakterien besiedelt, deren Symbiose durch künstliche Eingriffe – dazu gehört auch zum Beispiel die Pille – gestört werden kann.

Colon-Hydro-Therapie

Was ist eine Colon-Hydro-Therapie?
Was halten Sie davon?

Dabei handelt es sich im Prinzip um nichts anderes als um einen hohen Einlauf mit entsprechend größerer Wassermenge. Es ist also keine neue Methode, sondern lediglich eine neue Bezeichnung. Früher, vor etwa 60–70 Jahren, war es als Sudabad (subaquales Darmbad), später als Gymnacolon-Bad bekannt.

Heute propagiert man die Colon-Hydro-Therapie mit großem Aufwand und dem Verkauf entsprechender Hydrotherapiegeräte.

Erfunden wurde diese „Darmreinigung"
Anfang des 20. Jahrhunderts von dem Wiener
Prosektor Anton Brosch, der die chronische
Verstopfung als Ursache schwerer Erkrankungen ansah.

Da bei einer vitalstoffreichen Vollwertkost
keine Verstopfung auftritt, erübrigt sich auch
diese Behandlung.

Immunsystem

Wie stärke ich mein Immunsystem?

Wenn man heute den modernen Begriff
Immunsystem verwendet, meint man das alte
Wort Abwehrkräfte. Das Wort Immunsystem
erweckt beim Patienten den Eindruck, als
könne man dafür doch nichts tun. Aber wenn
ich ihm sage, daß er seine Abwehrkräfte stärken muß, leuchtet ihm dies ein.

Eine gesunde Lebensführung genügt. Dazu
gehört eine vitalstoffreiche Vollwertkost, wie
sie in diesem Buch erklärt ist.

Drogen und Genußmittel sollten vermieden
werden, also auch der Bohnenkaffee, der
schwarze Tee, Nikotin, Alkohol und andere
Aufputschmittel.

Regelmäßiger Saunabesuch, Kneippsche Maßnahmen, Bewegung an der frischen Luft, Sonnenbäder sollten für den Gesundheitsbewußten zur Selbstverständlichkeit werden.

Es ist bekannt, daß Lebensbelastungen die Abwehrkräfte schwächen. Also ist es auch wichtig, eventuell bestehende persönliche Probleme zu lösen. Eine gute Lebensberatung ist dabei eine wichtige Hilfe.

*Die Ernährung ist nicht das Höchste
im Leben, aber sie ist der Nährboden,
auf dem das Höchste gedeihen
oder verderben kann.*

MAX BIRCHER-BENNER

Vollwertkost – was ist das?

Zur gesunden Lebensführung gehört auch die Ernährung. Sie ist die Basis, auf der alles gedeiht – oder verdirbt! Mit einer vitalstoffreichen Vollwertkost schaffen Sie die Grundvoraussetzung für Ihre Gesundheit. Aber was ist Vollwertkost – und dazu noch vitalstoffreich?

Diese Frage ist berechtigt, denn zu viele erheben inzwischen den Anspruch darauf und verwässern den Begriff Vollwertkost beziehungsweise Vollwerternährung, um ihre Produkte oder/und ihre verschiedenen Ernährungsphilosophien mit dieser Bezeichnung schmücken zu können. Auch die DGE spricht von Vollwerternährung, ist aber weit davon entfernt. Wenn sie neuerdings die Betonung auf etwas mehr Frischkost und Vollkornbrot legt, kann die DGE die Scharte nicht auswetzen, die sie durch jahrzehntelange falsche Kalorienlehre, Cholesterin-Hysterie und Fett-macht-fett-Theorie gesetzt hat. Im übrigen reicht die allgemeine Empfehlung, Vollkornbrot zu verzehren, bei weitem nicht aus, denn der übliche Bäcker versteht sein Handwerk nicht mehr. Das, was als Vollkornbrot die technische Backstraße verläßt und über den Tresen gereicht oder im Supermarkt angeboten wird, darf sich zwar so nennen, ist aber ein industrielles Fertigprodukt mit Auszugsmehl und Zusatzstoffen. Wenn es Sie interessiert, können Sie darüber Genaueres in „Das große Dr. M.O. Bruker Ernährungsbuch" (emu) lesen.

Was also ist Vollwertkost? Nach Professor Kollath eine Nahrung, die so natürlich wie möglich sein sollte. Diejenigen, die die Vollwertkost „weitgehend" beherzigen, sehen in Kollaths Zusatz „wie möglich" einen Freibrief. Ihnen reicht auch die von Kollath erstellte Tabelle „Die Ordnung unserer Nahrung" nicht. Sie möchten abmildernd Konserven und Präparate am liebsten als „noch empfehlenswert" eingestuft sehen.

„So natürlich wie möglich" heißt jedoch, daß Fabriknahrungsmittel möglichst nicht in der Nahrung enthalten sein sollten, denn dann ist sie ja nicht mehr natürlich.

Je mehr Sie an Ihrer Gesundheit interessiert sind, um so strenger sollten Sie die Ernährungsempfehlungen beachten. Somit kann jeder – ohne Fanatismus – selbst entscheiden, wieviel er für sich in diesem Bereich tun möchte.

Die konkreten Empfehlungen

Für den Gesunden gilt die Empfehlung, etwa ein Drittel der täglichen Nahrung in Form von Frischkost zu verzehren. Davon sollte das Obst etwa ein Drittel und das Gemüse etwa zwei Drittel betragen und in frischer, unerhitzter Form gegessen werden. Die Begründung: Obst sind ins Wässerige gezogene Früchte mit geringerem Gehalt an biologischen Wirkstoffen. Rohe Gemüse enthalten dagegen mehr von diesen notwendigen Vitalstoffen. Damit diese Vielfalt der Gemüse genutzt wird, empfiehlt sich als grobe Faustregel, täglich zwei über und zwei unter der Erde gewachsene Gemüsesorten zu verzehren.

Vier Nahrungsmittel sollten gemieden werden:
1. alle Fabrikzuckerarten
2. Auszugsmehl und Produkte daraus
3. alle raffinierten Fabrikfette, also gewöhnliche Öle und Margarinen
4. Säfte und gekochtes Obst. Dieser letzte Punkt gilt besonders für Leber-, Galle-, Magen-, Darm-Empfindliche.

Bei vielen Krankheiten (Erkrankungen des Bewegungsapparates, Rheuma, Hautausschlä-

ge, *Ekzeme, sogenannte Allergien) ist die Einschränkung oder – je nach Schweregrad – Vermeidung des tierischen Eiweißes notwendig. Zum Tiereiweiß zählen: Milch, Joghurt, Quark, Käse, Fleisch, Wurst, Fisch, Eier.*

Gegessen werden sollten:
1. täglich 3 Eßlöffel unerhitztes Getreide in Form eines Frischkornbreis
2. Frischkost aus rohem Gemüse und Obst
3. Vollkornbrote, Vollkornprodukte
4. naturbelassene Fette, also Butter, Sahne, sogenannte kaltgepreßte, unraffinierte Öle

Vegetarismus und Vollwertkost ist nicht dasselbe. Viele Vollwertköstler essen noch Fleisch und Wurst. Viele Vegetarier verzehren Fabrikzucker, Auszugsmehl, Margarine. Vegetarische, vitalstoffreiche Vollwertkost enthält diese minderwertigen Produkte nicht. Sie zeichnet sich aus durch einen hohen Gehalt an Vitalstoffen.

Vitalstoffe (biologische Wirkstoffe) sind:
- Vitamine, wasser- und fettlösliche (besonders der Vitamin-B-Komplex)
- Mineralstoffe
- Spurenelemente
- Enzyme/Fermente
- ungesättigte Fettsäuren
- Aromastoffe
- Faserstoffe (sogenannte Ballaststoffe)

Fabrikzuckerarten:
gewöhnlicher weißer Haushaltszucker, brauner Zucker, Fruchtzucker, Traubenzucker, Milchzucker, Malzzucker, sog. Vollrohrzucker, Sucanat, Rapadura, Ahornsirup, Apfeldicksaft, Birnendicksaft, Melasse, Ur-Zucker, Ur-Süße, Gerstenmalz, Maltodextrin u. a. m.

Alle Krankheiten
haben eine einheitliche Ursache:
den Verstoß gegen
die Schöpfungsgesetze.

MAX-OTTO BRUKER

Frischkornbrei

Vegetarische Vollwertkost ist nicht mausgrau, sondern farbenfroh und gut gewürzt!

Unter Vollwertkost/Vollwerternährung stellen sich viele Menschen leider immer noch eine trockene, gewürzlose, fade aussehende und noch fader schmeckende Diät vor. „Ah, das sind doch die Körnerfresser", sagte unlängst ein Restaurantbesitzer. Er weigerte sich dann auch, ein Gericht ohne Fleisch zu präsentieren. „Wir servieren nur die Menues von der Karte", so sein Kommentar. Wenn der gute Mann nicht umdenkt, könnte er eines Tages den Kürzeren ziehen, denn immer mehr Menschen stellen fest, daß es sich vegetarisch wunderbar abwechslungsreich und dazu noch gesund leben läßt. Wir suchten uns übrigens ein anderes Restaurant und wurden dort bestens bedient.

Ein Frischkorngericht sollte appetitlich und lecker wie ein Obstsalat zubereitet werden. Es muß einem schon beim Anblick das Wasser im Mund zusammenlaufen.

Hier ist das Standardrezept, bei dem es keine Verträglichkeitsprobleme gibt:
Es wird aus Roggen oder Weizen oder aus einer beliebigen Getreideart oder Getreidemischung hergestellt. Dazu werden 3 Eßlöffel (etwa 50 g) Getreide in einer Getreidemühle, in einem Mixapparat oder einer Kaffeemühle grob geschrotet. Das Mahlen muß jedesmal frisch vor der Zubereitung vorgenommen werden. Nicht auf Vorrat mahlen! Dabei spielt es keine Rolle, ob die Getreidemühle mit Mahlsteinen oder einem Stahlmahlwerk arbeitet.

Das gemahlene Getreide wird mit ungekochtem, kaltem Leitungswasser zu einem Brei gerührt und 5–12 Stunden bei Zimmertemperatur stehen gelassen. Die Wassermenge ist so berechnet, daß nach Quellung nichts weggegossen zu werden braucht. Nach 5–12 Stunden wird dieser Brei tischfertig gemacht durch Zusatz von frischem Obst (je nach Jahreszeit), Zitronensaft (eventuell gelegentlich 1 Teelöffel Honig; regelmäßiger Honiggenuß kann Karies erzeugen), 1 Eßlöffel Sahne (oder mehr) und geriebenen Nüssen.

Solange verfügbar, sollte man immer einen Apfel hineinreiben und sogleich untermischen, bevor er braun wird. Der geriebene Apfel macht den Frischkornbrei luftig und wohlschmeckend.

Es ist ohne Belang, zu welcher Tageszeit dieses Gericht genossen wird.

Auch die Zubereitung nach Dr. Evers ist zu empfehlen:
Drei Eßlöffel Roggen oder Weizen (keine Mischung) werden über Nacht (etwa zwölf Stunden) mit ungekochtem, kaltem Wasser eingeweicht. Am Morgen werden die Körner in einem Sieb mit frischem Wasser gespült. Tagsüber bleiben sie trocken stehen. In der zweiten Nacht werden sie wieder mit Wasser übergossen, am nächsten Morgen wieder gespült. Dieser Vorgang wird so lange fortgesetzt (im Durchschnitt drei Tage), bis die Körner keimen und die Keimlinge ca. 1/3 cm lang sind. In der Keimzeit sollen die Körner möglichst bei Zimmertemperatur stehen (d.h. nicht zu kalt und nicht zu warm). Diese gekeimten Körner können mit Zutaten versehen werden, wie beim Frischkornbrei angegeben. Sie sind gründlich zu kauen.

Der Ratschlag, Roggen und Weizen getrennt zum Keimen aufzustellen, beruht darauf, daß die beiden Getreidearten verschieden lange Keimzeiten haben.

Diese seit Jahrzehnten bewährte Zubereitungsart ist für jeden bekömmlich. Auch für

Magen-Darmempfindliche. Sie sollten den Frischkornbrei allerdings genau so herstellen, wie es im Rezept angegeben ist, denn diese Art hat sich bewährt. *Stellen Sie das Gericht nicht mit Milch, Sauermilch, Quark oder Joghurt her. Bei Leber-, Galle-, Magen-, Darm- und Bauchspeicheldrüsenkranken oder bei Empfindlichkeiten im Magen-Darm-Bereich kann die Getreide-Obst-Milch-Kombination zu Beschwerden führen.* Auch der angeblich noch Gesunde jammert bei der Zusammenstellung mit diesen Milchprodukten oft über Blähungen, „Platzbauch", Gasbauch, Aufstoßen oder sogar Durchfall und Übelkeit. Der Frischkornbrei ist also eine Art *Test,* ob die übrige Nahrung den Grundsätzen einer vitalstoffreichen Vollwertkost entspricht oder ob sie Fehler enthält. Diese ist es, die zu revidieren ist – nicht das Frischkorngericht!

Der Frischkornbrei bietet genug Möglichkeiten, Ihrem Einfallsreichtum auf andere Art gerecht zu werden. Welch große Auswahl an Obst haben Sie in der heutigen Zeit! Nutzen Sie die vielfältigen Angebote! Aber bleiben Sie dem Grundrezept (Getreide, Sahne, Zitronensaft, Obst, Nüsse) treu. Um Abwechslung hineinzubringen, Sahne mal flüssig, mal geschlagen unterziehen. Auch ohne Sahne ist der

Frischkornbrei eßbar. Sparen Sie dann nicht mit Obst, Nüssen, Mandeln oder Sonnenblumenkernen.

Eingeweichter Frischkornschrot gehört nicht in den Kühlschrank!
Immer wieder wird dieser unsinnige Rat erteilt, den eingeweichten Schrot über Nacht in den Kühlschrank zu stellen. Dieser Hinweis stammt offensichtlich von jemandem, der an Bakterienfurcht leidet. Bei Zimmertemperatur entwickeln sich ja gerade die erwünschten enzymatischen Prozesse. Im Kühlschrank nicht. Wenn Sie Sauerteig herstellen wollen, braucht der Getreideansatz gleichmäßige Wärme, sonst entsteht keine Gärung. Stellen Sie mal einen Sauerteig im Kühlschrank her. Geht nicht! Und so ist es auch mit dem angesetzten Schrot für den Frischkornbrei. Im Prinzip handelt es sich dabei um eine Vorstufe von Sauerteig. Wenn Sie ihn mal zu lange angesetzt stehen lassen haben, macht das überhaupt nichts. Er ist trotzdem noch eßbar. Falls Sie ihn aber dann nicht mehr mögen, werfen Sie ihn ja nicht weg, sondern lassen ihn weitergären und backen dann daraus leckere Brötchen oder ein Brot!

Es spielt keine Rolle, zu welcher Tageszeit Sie den Frischkornbrei essen. Wir haben ihn lediglich als Frühstück vorgeschlagen, weil dann im Laufe des Tages die anderen Frischkostangebote nicht zu kurz kommen.

Trockenfrüchte

Auch wenn Sie selbst Früchte schonend trocknen, gehen doch Vitamine verloren. Durch den Wasserverlust ist der Zuckergehalt konzentriert, so daß man durch den Verzehr von Trockenfrüchten auch Zahnkaries bekommen kann. Auch Leber-, Galle-, Magen-, Darmempfindliche sollten mit dem Verzehr von Trockenobst zurückhaltend sein. Manch eine Unbekömmlichkeit und sogenannte Blähungen sind darauf zurückzuführen, genauso wie bei dem Verzehr von Fabrikzuckerarten, Säften und gekochtem Obst.

Die im üblichen Handel angebotenen Trockenfrüchte werden erhitzt, zum Teil geschwefelt, unter Zusatz von Natronlauge und Kaliumcarbonat getrocknet, begast und/oder anderen toxischen Substanzen und Konservierungsverfahren ausgesetzt.

*Trocken*früchte gehören nicht in einen *Frisch*kornbrei.

Frischkost-Fantasien

Bei Frischkost können Sie nach Herzenslust fantasieren, komponieren, kombinieren. Probieren Sie einmal:

Möhren mit Ananas und Apfel
Möhren und Zucchini mit Apfel
Steckrübensalat, pikant oder süß
Paprika und Orange mit Zwiebeln
Radicchio mit Banane, Birne, Trauben, Walnußkernen
Fenchel mit Orange
Weißkohl mit Apfel und frischen Kräutern
Schwarzer Rettich mit Pfeffer und Salz
Avocado mit Zitronensaft
Avocado mit Radicchio
Chicorée mit Orange
Kressesalat
Chinakohl mit Mandarinen
Feldsalat mit gebratenen Pfifferlingen
Blumenkohl mit Currysoße
Tomaten, Champignons, Auberginen
Tomaten, Zwiebeln, Basilikum
Sellerie mit Aprikosen
Schwarzwurzeln mit Hasel- oder Walnüssen
Fenchel mit Kiwi

Paprika, Orangen, Kiwi
Rotkohl, Apfel, Orange
Grünkohl, fein geschnitten mit Orangen

... und dazu natürlich Zitronensaft oder Essig, Öl, Gewürze, Kräuter oder eine der nachfolgenden Soßen und was Ihnen sonst noch so ein- und auffällt.

Salatsoßen
Hier zwei Anregungen:

Dill-Soße
Zutaten:
2 Bund Dill
6 EL Sonnenblumenöl
3 EL Weinessig
2 EL Senf
1 TL Honig
Pfeffer
Salz
Zubereitung: Honig mit dem Schneebesen in Essig auflösen, mit Öl aufschlagen. Gewürze dazugeben.

Zum Schluß fein gehackten Dill untermischen.

Sind Soßen zu dickflüssig, erhalten sie problemlos mit etwas Wasser die gewünschte Konsistenz. Eventuell nachwürzen.

Kräuter-Dip
Zutaten:
6 EL Olivenöl
1 EL Senf
1 EL Zitronensaft

1 Prise Cayennepfeffer
1 Spritzer Tabasco
2 Knoblauchzehen, sehr fein hacken
Kräutersalz und Pfeffer nach Geschmack
1 Bund frische Kräuter (Petersilie, Rucola, Dill, Schnittlauch usw.)
Zubereitung: Olivenöl mit allen anderen Gewürzen dickflüssig schlagen.

Die sehr fein gehackten Kräuter unterheben.

Sparen Sie nicht an den Zutaten. Gönnen Sie sich einen qualitativ hochwertigen Essig (Balsamico, Estragonessig, einen guten Weinessig o.ä.). Das Öl sollte von bester Qualität sein: also nicht raffiniert und nicht erhitzt.

Essen Sie gern Suppen?
Hier ist ein Rezept, das Sie sicher
noch nicht kennen:

Bananen-Curry-Creme
Zutaten:
1 Zwiebel, mittelgroß
1–2 Knoblauchzehen (nach Geschmack)
1 EL Butter
3 Bananen
40 g Vollkornmehl
1 l Gemüsebrühe
1 EL Curry
100 g süße Sahne
100 g saure Sahne
1 TL Kräutersalz
Pfeffer, frisch gemahlen
Zitronensaft
1 EL Pistazien, grob zerkleinert
Zubereitung: Zwiebeln fein, Knoblauchzehen *sehr* fein würfeln und in Butter anschwitzen.

Zwei in Scheiben geschnittene Bananen dazugeben.

Mit Gemüsebrühe auffüllen, zum Kochen bringen.

Mit Mehl andicken.

5 Minuten köcheln lassen.

Zutaten im Mixer pürieren (oder mit Zauberstab).

Dritte Banane in Scheiben schneiden und in der Suppe kurz aufkochen.

Topf vom Herd nehmen. Sahne und Curry mit Schneebesen unterziehen.

Mit frisch gemahlenem, schwarzem Pfeffer und etwas Zitronensaft abschmecken.

Mit Pistazien bestreut servieren.

Vitalstoffreiche Vollwerkost ist nicht langweilig. Haben Sie Lust zum Ausprobieren neuer Rezepte?

Curry-Reis mit Ananas

Zutaten:
200 g Vollkornreis (Langkorn)
400 g Wasser
1 Ananas
1 Stück Ingwer, frisch gerieben
1 TL Curry
1 TL Kräutersalz
1 TL Sojasoße
3 EL Öl oder Butter

Zubereitung: Reis in Salzwasser zum Kochen bringen.

Nicht umrühren!

Auf abgeschalteter Herdplatte ausquellen lassen. Den Topf dabei gut zudecken (mit Zeitungspapier, Geschirrtüchern).

In Würfel geschnittene Ananas mit den anderen Zutaten und Gewürzen vorsichtig unter den Reis heben.

Pikant abschmecken.

*Gewissen kann nur sein,
wo Wissen ist.*

ERHARD BLANCK

Bei festlichen Anlässen darf auch geschlemmt werden!

Mohntorte
Zutaten:
250 g Butter
250 g Honig
250 g Mohn, frisch gemahlen
150 g Haselnüsse, fein gemahlen
7 Eier
Rum, Zimt, Vanille nach Geschmack
Zubereitung: Butter schaumig rühren.

Honig und Eigelb langsam zugeben, dann die Gewürze.

Eiweiß steif schlagen.

Abwechselnd Mohn, Haselnüsse und Eischnee von Hand unterheben.

Springform (26 cm Durchmesser) mit Backpapier auslegen.

Bei 160 Grad 30 Minuten, dann bei 180 Grad 30 Minuten backen.

Nach Wunsch mit Sahne garnieren.

Wir leben in einer Wegwerfgesellschaft!
Umdenken tut Not! Die Vollwertküche
macht auch noch aus Resten schmackhafte
Gerichte!

Nußküchle
Zutaten:
*200 g alte Vollkornbrötchen oder altes Voll-
kornbrot*
150 g Käse (Gouda, Emmentaler o.ä.)
100 g Haselnüsse
2 Zwiebeln
Kräutersalz
Zubereitung: Alle Zutaten durch den
Fleischwolf oder durch Gemüseraffel geben,
mit so viel warmem Wasser verkneten, daß es
eine feste Masse ergibt (ähnlich wie bei einem
Fleischteig für Bratlinge). Mit Kräutersalz und
– nach Geschmack – mit Petersilie oder/und
anderen Kräutern würzen.

Kleine Frikadellen formen, in Mehl wälzen
und in der Pfanne braun braten.

Variationen:
Die Hälfte des Brotes durch gekochten Buch-
weizen (ungemahlen) ersetzen. Nüsse, Gemüse
und Kräuter dazugeben.

oder

Haselnüsse mit Walnüssen ergänzen oder aus-
tauschen; auch Mandeln, Sonnenblumenkerne,
Cashewkerne sind geeignet.

oder

In den Grundteig Gemüsereste einarbeiten
(Sauerkraut oder Erbsen, Paprika, Bohnen
o.ä.).

Sparen Sie nicht mit Gewürzen. Der Bratling
muß pikant (und nicht lasch!) schmecken!

Schmeckt auch ohne Käse (ohne tierisches
Eiweiß).

Gesundheit ist ein Ganzheitsphänomen. Dies gilt es zu begreifen, denn die Wunder der Natur und somit der Schöpfung sind unermeßlich groß.

Dazu gehört auch die Erkenntnis, daß Bakterien nicht die Krankheitsursache sind, sondern Indikatoren und Begleiterscheinungen. Es müssen noch andere Bedingungen erfüllt werden, damit die entsprechende Krankheit zum Ausbruch kommen kann.

Fachbegriffe

adjuvant unterstützend

Anamnese Krankenvorgeschichte

Antisepsis Vernichtung von Infektionserregern in Wunden

Asepsis Keimfreiheit zur Vermeidung einer Infektion

Bakteriophagen Viren, die sich in Bakterien vermehren

carcinogen krebserzeugend

DNS Desoxyribonukleinsäure, Bestandteil des Zellkerns

Epithelgewebe Zellverband, der innere oder äußere Körperoberflächen bedeckt

Eukaryont Organismus, in welchem das genetische Material (Chromosomen) in einem Kern zusammengefaßt ist

feinfibrillär aus feinen Fäserchen bestehend

Fäzes Kot

Hämatologische Neoplasien Blutgeschwülste

Immunsuppressive Therapie Therapie mit Arzneien zur Unterdrückung bzw. Abschwächung der Immunantwort

Intestinal den Darmkanal betreffend

Kommensalismus Zusammenleben zweier Lebewesen ohne gegenseitigen Nutzen

Konjugation Gegenübertragung

Mutagenität Potential eines Agens, eine Mutation auszulösen

Mutation Veränderung des genetischen Materials

muzinreich   schleimreich

Mykotoxine   Gifte durch Pilze

Myzel   Pilzgeflecht

Neoplasie   Neubildung von Gewebe

Nucleinsäure   Säure des Zellkerns

Parasiten   Schmarotzer

pathogen   krankmachend

phototrop   zum Licht wendend

Phytoalexine   Abwehrstoffe in Pflanzen

Prädisposition   Zustand, der eine Krankheit begünstigt

Prosektor   Arzt, der Sektionen durchführt

Pseudomonaden   Stäbchenbakterien

Sektion   Obduktion, innere Leichenschau

Sepsis   Eindringen von Bakerien ins Blut; Blutvergiftung

Transduktion   Übertragung eines Bruchstückes des genetischen Materials des Bakterienwirts durch Bakteriophagen

Zytoplasma   von einer Zellmembran umschlossenes Plasma der Zelle

Literaturhinweise

Bircher-Benner, M., Nährschäden in Wort und Bild, Wendepunkt-Verlag 1932

Breidenbach, Heinz, Ist der Mensch ein Allesesser, Vortrag bei der GGB Lahnstein 1981

Brockhaus, Wilhelm, Groh, Walter, Biologie der Lebensführung, Neue Deutsche Schule Verlagsgesellschaft Essen, 1971

Bruker, M. O., Unsere Nahrung – unser Schicksal, emu, 1996

de Kruif, Paul, Mikrobenjäger, Orell Füssli

Deutsches Ärzteblatt 3/1997

Die Geschichte der Medizin im Spiegel der Kunst, Du Mont

Einführung in die Mikrobiologische Therapie mit Autovaccinen, Institut für Mikrobiologie, Herborn

Tagespläne, Herborn Litterae

Erfahrungsheilkunde, Sonderausgabe 8/1996

Faller, Adolf, Der Körper des Menschen, Thieme

Fink, Andrea, Von der Bauernmilch zur Industriemilch. Zur Entwicklung und Funktion der Qualitätsnormen bei Milch, Selbstverlag, Kassel, 1992.

Höber, Rudolf, Lehrbuch der Physiologie des Menschen, Springer

Illich, Ivan, Die Nemesis der Medizin, Beck'sche Reihe, 1995

Kollath, Werner, Die Ordnung unserer Nahrung, Haug

Kollath, Werner, Der Vollwert der Nahrung und seine Bedeutung für Wachstum und Zellersatz, Haug

165

Meyers Großes Taschen-Lexikon, B. I. Taschenbuchver-
lag
Mikrobiologische Therapie, Sonderausgabe Erfahrungs-
heilkunde 8/96, Haug
Mikrobiologische Therapie, SymbioPharm, Herborn
Mommsen, Helmut, Heilkunde auf neuen Wegen, Haug
Pschyrembel, Klinisches Wörterbuch, de Gruyter
Römpp Chemie Lexikon, Thieme
Stanković Petar, Medicina Divina, Drei-Eichen-Verlag

Register

... Das Allerletzte vom Darmpilz

**Mundhygiene wichtig
für erfolgreiche Behandlung**

Neue Zahnbürste
gegen Darmpilze

Um Pilzbefall in Magen oder Darm Herr zu werden, ist richtige Mundhygiene und auch spezielle Ernährung wichtig. So sollte besonders zu Beginn der Behandlung die Zahnbürste häufig gewechselt werden, rät die Fachzeitung „Ärztliche Praxis". Denn gute Mundhygiene unterstützt die Behandlung. Aus diesem Grund sollte vom ersten bis [let]ten Behandlungstag die [Za]hnbürste täglich gegen eine neue ausgetauscht werden, danach ist ein Wechsel [n]ach einer Woche, später alle zwei Wochen ratsam. Zu[...] [so]llte der Zahnarzt [...]

nannten Candida-Spezies im Magen- und Darm-Trakt einnisten. Diese Pilze leben von Kohlehydraten, besonders Zucker und Weißmehl.

Bei einer Pilzerkrankung sollte außerdem auf Getreide, Getreideprodukte und Obst verzichtet werden Ausnahmen: Grapefruit[,] Zitronen und saure Äpf[el.] Verzichten sollte man [außer]dem auf Hülsenfrüchte [wie] Bohnen, Erbsen, Linsen [und] Mais. Getränke wie Col[a, Li]monade, Bier, Sekt, K[akao,] süßer Wein und Spirit[uosen] gehören ebenfalls ni[cht auf] den Speiseplan [...]

Pressemeldung 1996

Ein Verlag,
ein Haus, eine Philosophie.

Millionen Bundesbürger kennen den kämpferischen Ganzheitsarzt
Dr. Max Otto Bruker (1909–2001) aus dem Fernsehen, aus Vorträ-
gen, durch den „Mundfunk" überzeugter Patienten. Vor allem lesen sie
aber die rund 30 Bücher des schwäbischen Humanisten und Seelenarz-
tes. Mit einer Gesamtauflage von über drei Millionen Exemplaren ist
Max Otto Bruker der wohl bedeutendste medizinische Erfolgsautor im
deutschsprachigen Raum. Der – in der Nachfolge des Schweizer
Reformarztes Bircher-Benner scherzhaft „Deutschlands Vollwert-
papst" genannte – Massenaufklärer, langjährige Klinikchef und Ernäh-
rungsspezialist lehrt zwei fundamentale Erkenntnisse Patienten wie
Gesunden: Der Mensch wird krank, weil er sich falsch ernährt. Der
Mensch wird krank, weil er falsch lebt.

Hinter den Erfolgstiteln des emu-Verlages steht ein bedeutender
Forscher und Arzt, eine Bewegung, ein Haus und tausende Schülerin-
nen und Schüler. 1994 wurde das „Dr. Max Otto Bruker Haus", das
Zentrum für Gesundheit und ganzheitliche Lebensweise, auf der Lahnhöhe in Lahnstein bei Koblenz bezogen. Es stellt die äußere Krönung
des Brukerschen Lebenswerkes dar: Der lichte Bau mit seinem Gras-
dach, den Sonnenkollektoren und den Wasserrecyclinganlagen, seinen
Seminarräumen, dem Foyer mit der Glaskuppel und dem liebevollen
Biogarten ist als Treffpunkt für all jene konzipiert, denen körperliche
und seelische Gesundheit, ökologische und spirituelle Harmonie
Herzensbedürfnis und Sehnsucht sind.

Hinter dem eleganten Halbmondkorpus mit dem markanten Gras-
dach verbirgt sich eine Begegnungsstätte für Gesundheitsbewußte, Se-
minarteilnehmer, Trost-, Ruhe- und Anregungsbedürftige.

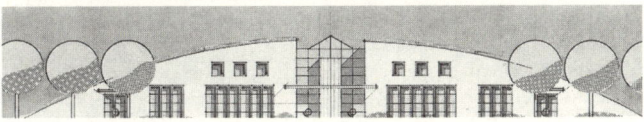

Das Dr. Max Otto Bruker Haus

Feste Termine:

Jeden Dienstag, 18.30 Uhr: Vortrag Dr. phil. Mathias Jung (Lebenshilfe und Philosophie)
Jeden Mittwoch, 10.30 Uhr: Fragestunde mit Dr. Birmanns (Ärztlicher Rat aus ganzheitlicher Sicht)

Ausbildung Gesundheitsberater/in GGB
Lebensberatung/Frauen-, Männer- und Paargruppen

Die vitalstoffreiche Vollwertkost hat ihre Verbreitung, auch im klinischen Bereich, durch die unermüdliche Information und praktische Durchführung von Dr. M. O. Bruker gefunden. Um die Erkenntnisse gesunder Lebensführung und die durch falsche Ernährung provozierte Krankheitslawine ins öffentliche Bewußtsein zu rücken, bildet die von ihm 1978 gegründete „Gesellschaft für Gesundheitsberatung GGB e. V." Gesundheitsberaterinnen und Gesundheitsberater GGB aus. Über 4000 Frauen und Männer haben bislang die berufsbegleitende Ausbildung bestanden und wirken in Volkshochschulen, Bioläden, Lehrküchen, Krankenhäusern, ärztlichen Praxen, Krankenversicherungen und ähnlichen Bereichen.

Auf der Lahnhöhe erhalten sie durch das GGB-Expertenteam nicht nur eine sorgfältige Grundlagenausbildung über die vitalstoffreiche Vollwerternährung und den Krankmacher der „entnatürlichten" (denaturierten) Zivilisationsernährung (raffinierter Fabrikzucker, Auszugsmehle, fabrikatorische Öle und Fette, tierisches Eiweiß usw.), sondern gewinnen auch Einblick in die leibseelischen Zusammenhänge der Krankheiten.

Anfragen zur Gesundheitsberater-Ausbildung wie zu den Selbsterfahrungsgruppen, Lebensberatung, Paartherapie und Psychotherapie bei Dr. Mathias Jung und weiteren Tages- und Wochenendseminaren sowie Einzelberatung sind zu richten an die Gesellschaft für Gesundheitsberatung GGB e.V., Dr.-Max-Otto-Bruker-Str. 3, 56112 Lahnstein (Tel.: 0 26 21 / 91 70 10, 91 70 17, 91 70 18, Fax: 0 26 21 / 91 70 33).

Fordern Sie ebenfalls ein kostenloses Probe-Exemplar der Zeitschrift „Der Gesundheitsberater" an!

Dr. med. M. O. Bruker und Co-Autoren:

Unsere Nahrung – unser Schicksal

Lebensbedingte Krankheiten

Idealgewicht ohne Hungerkur
mit Rezepten von Ilse Gutjahr

Stuhlverstopfung in 3 Tagen heilbar
mit Rezepten von Ilse Gutjahr

Herzinfarkt, Herz-, Gefäß- und Kreislauferkrankungen

Leber-, Galle-, Magen-, Darm- und Bauchspeicheldrüsen-
erkrankungen

Erkältungen müssen nicht sein
mit Rezepten von Ilse Gutjahr

Rheuma – Ursache und Heilbehandlung
mit Rezepten von Ilse Gutjahr

Dr. M. O. Bruker/Ilse Gutjahr
Biologischer Ratgeber für Mutter und Kind

Diabetes und seine biologische Behandlung
mit Rezepten von Ilse Gutjahr

Hilfe bei Kopfschmerzen, Migräne und Schlaflosigkeit

Dr. M. O. Bruker/Ilse Gutjahr
Zucker, Zucker ...

Dr. M. O. Bruker/Ilse Gutjahr
Cholesterin – der lebensnotwendige Stoff

Dr. M. O. Bruker/Ilse Gutjahr
Wer Diät ißt, wird krank

Dr. M. O. Bruker/Ilse Gutjahr
Osteoporose – Dichtung und Wahrheit

Dr. M. O. Bruker
Allergien müssen nicht sein

Dr. med. M. O. Bruker/Dr. phil. Mathias Jung
Der Murks mit der Milch

Dr. med. Joachim Hensel
Über den Sinn des Leidens
mit einem Vorwort von Dr. M. O. Bruker

Dr. med. M. O. Bruker/Ilse Gutjahr
Fasten – aber richtig

Dr. M. O. Bruker/Ilse Gutjahr
Störungen der Schilddrüse

Dr. med. M. O. Bruker/Ilse Gutjahr
Reine Frauensache

Dr. M. O. Bruker/Ilse Gutjahr
Krampfadern – schnelle, erfolgreiche und dauerhafte Beseitigung

Dr. M. O. Bruker/Ilse Gutjahr
Naturheilkunde – Richtig zu Hause anwenden

Vorsicht Fluor

Ärztlicher Rat

172

Ilse Gutjahr
Das große Dr. Max Otto Bruker-Ernährungsbuch

Waltraud Becker
Lust ohne Reue
200 Vollwert-Rezepte ohne tierisches Eiweiß

Ilse Gutjahr/Erika Richter
Streicheleinheiten
Von der Kunst, schmackhafte Brotaufstriche zu zaubern

Ilse Gutjahr
Iss, mein Kind
Vollwertkost vom Stillen bis zum Pausenbrot

Dr. phil. Mathias Jung
Reine Männersache

Dr. phil. Mathias Jung
Zweite Lebenshälfte

Dr. phil. Mathias Jung
Das sprachlose Paar

Dr. phil. Mathias Jung
Mut zum Ich

Dr. phil. Mathias Jung
Trennung als Aufbruch

Dr. phil. Mathias Jung
Seele – Sucht – Sehnsucht

Dr. phil. Mathias Jung
EiferSucht

Dr. phil. Mathias Jung
Sokrates

Dr. phil. Mathias Jung
Das hässliche Entlein

Dr. phil. Mathias Jung
Geschwister
Liebe – Hass – Annäherung

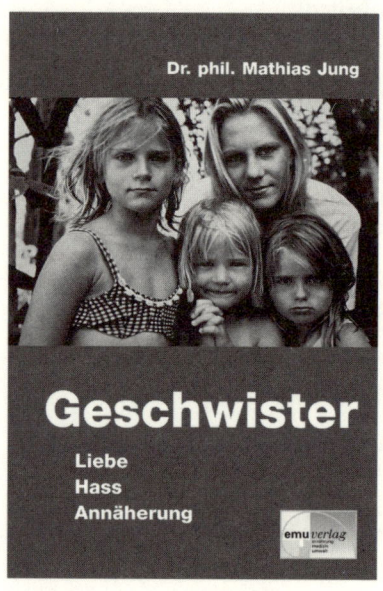

300 Seiten, gebunden,
ISBN 3-89189-082-6

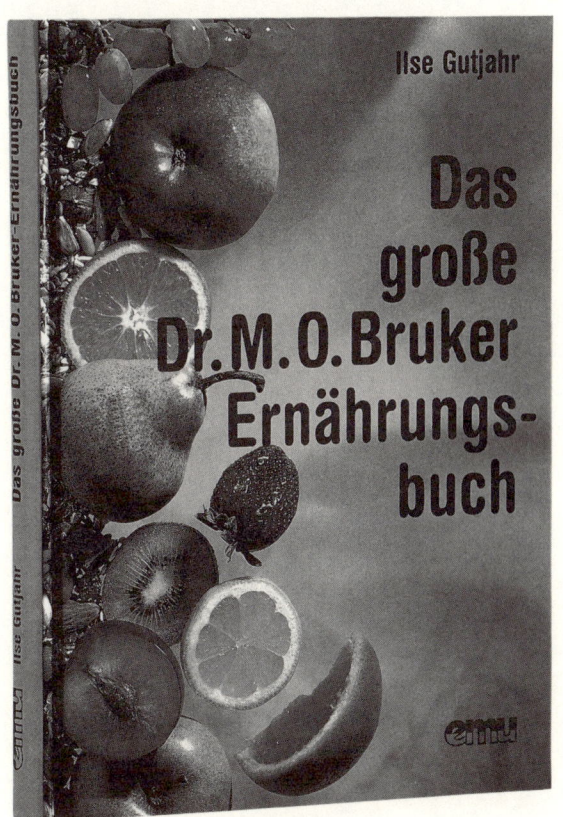

256 Seiten, gebunden,
ISBN 3-89189-065-6

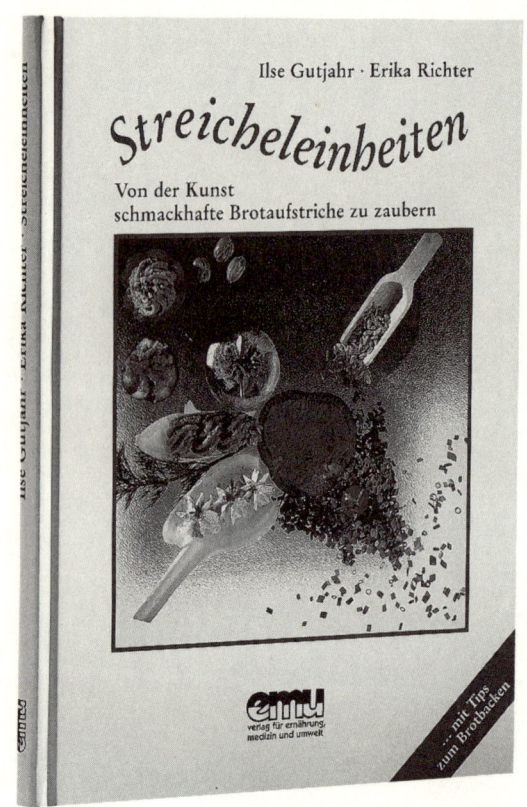

Ilse Gutjahr · Erika Richter

Streicheleinheiten

Von der Kunst
schmackhafte Brotaufstriche zu zaubern

emu
verlag für ernährung,
medizin und umwelt

... mit Tips
zum Brotbacken

*128 Seiten, gebunden,
ISBN 3-89189-063-X*